Weidemann · Grundlagen der Sankaran-Methode

Doris Weidemann wurde 1957 in Braunschweig geboren. Approbation 1982 nach Studium der Humanmedizin in Kiel und Köln, 1987 Promotion und Facharztanerkennung für Anästhesiologie. Ab 1993 erfolgte eine hauptberufliche Neuorientierung zur Homöopathie hin. Von 1993 – 1997 Ausbildung und Mitarbeiterin am Centrum voor klassieke homoeopathie in Hechtel (Belgien), Leiter Alfons Geukens. Seit der Rückkehr nach Köln 1997 arbeitet sie in eigener Privatpraxis als klassische Homöopathin. 2005 Facharztanerkennung für Allgemeinmedizin. Seit 1993 Dozententätigkeit für Homöopathie auf Landes- und Bundesebene. 2000–2003 bekleidete sie das Amt der 2. Vorsitzenden des Landesverbandes homöopathischer Ärzte NRW. Von 2000 – 2006 organisierte und leitete sie die offiziellen Weiterbildungskurse A – F in Homöopathie für Ärzte. Seit 2004 intensive Beschäftigung mit der Sankaran-Methode und diverse Einführungskurse in die neue Methode.

Doris Weidemann

Grundlagen der Sankaran-Methode

Einführung in die zentralen Begriffe
mit Beispielen aus der eigenen Praxis

Faust Verlag

Faust Verlag

Verlag für homöopathische Literatur
Friedberger Straße 73 · 86161 Augsburg
Telefon: (08 21) 55 50 61
Fax: (0 82 33) 84 99 40
www.faustverlag.de · info@faustverlag.de

Kontakt zur Autorin: DrDorisWeidemann@web.de

ISBN 978-3-929911-19-0

Printed in Germany

Inhalt

Vorwort

Das vorliegende Buch geht in seiner Entstehung zurück auf die Einführungsseminare in die Sankaran-Methode, die ich seit 2006 auf Einladung des Berufsverbandes homöopathischer Ärzte Nordrhein-Westfalen gehalten habe.

Seit dem ersten Kontakt hat mich die Methode begeistert und in ihren Bann gezogen. Im Februar 2004 habe ich die Gelegenheit wahrgenommen, sie während des Seminars in Goa aus erster Hand kennen zu lernen: *Rajan Sankaran* und *Jayesh Shah* haben es dabei verstanden, ihre Begeisterung den Zuhörern zu vermitteln. Anhand zahlreicher eindrucksvoller Videofälle stellten sie sowohl die theoretischen Grundlagen der Methode als auch die Besonderheiten der Anamnesetechnik dar.

Nach meiner Rückkehr habe ich meine gesamte Arbeit auf diese Methode hin ausgerichtet. Ermutigt von Erfolgen und unbeirrt von den nach wie vor unvermeidlichen Fehlverschreibungen ist es mir gelungen, tiefer in die Methode einzudringen. In zahlreichen weiteren Seminaren in Goa (2005 und 2006) sowie mit Jayesh in Hamburg, mit Bhawisha und Shanchindra Joshi in Bern und Mannheim habe ich meine Kenntnisse vertieft und erweitert.

Mit dieser Methode hat sich für mich innerhalb der Homöopathie ein spannendes neues Feld aufgetan, das eine äußerst befriedigende Arbeit ermöglicht. Zum einen kann ich vieles von dem, was mir ein Patient erzählt, was sich aber nicht repertorisieren lässt, erstmals verstehen und sogar für die Mittelfindung nutzen. Zum anderen ist die erfolgreiche Verschreibung mir bislang unbekannter homöopathischer Mittel möglich geworden, und ›bekannte‹ Mittel habe ich auf eine tiefere Weise neu verstanden.

Bei meinen Einführungsseminaren ist es mir wichtig, die wesentlichen Elemente übersichtlich, strukturiert und didaktisch eingängig zu vermitteln. Die Fülle des Materials hat mich bewogen, meine Vorträge mit einem Skript zu begleiten. Dieses habe ich erweitert, ergänzt und abgewandelt durch das, was ich in den Dialogen mit meinen Zuhörern gelernt habe. Für das vorliegende Buch habe ich den Vorschlag von Jürgen Faust umgesetzt, alle verwendeten Begriffe möglichst ins Deutsche zu übersetzen. Um den Lesefluss zu erhalten, wurden Formulierungen wie ›er/sie‹ bzw. ›Patient/Patientin‹ vermieden. Stellvertretend bezieht sich die verwendete maskuline Form immer auf beide Geschlechter.

Ich hoffe, dazu beizutragen, dass diese nicht einfache, aber sehr lohnende Methode auf wachsendes Interesse stößt und zunehmende Verbreitung findet, und dass die homöopathischen Therapeuten, die sie praktizieren, eine noch tiefere Befriedigung in der Ausübung ihrer Arbeit erfahren.

Köln, Februar 2008, Doris Weidemann

1. Vitalempfindung

Definition der Vitalempfindung

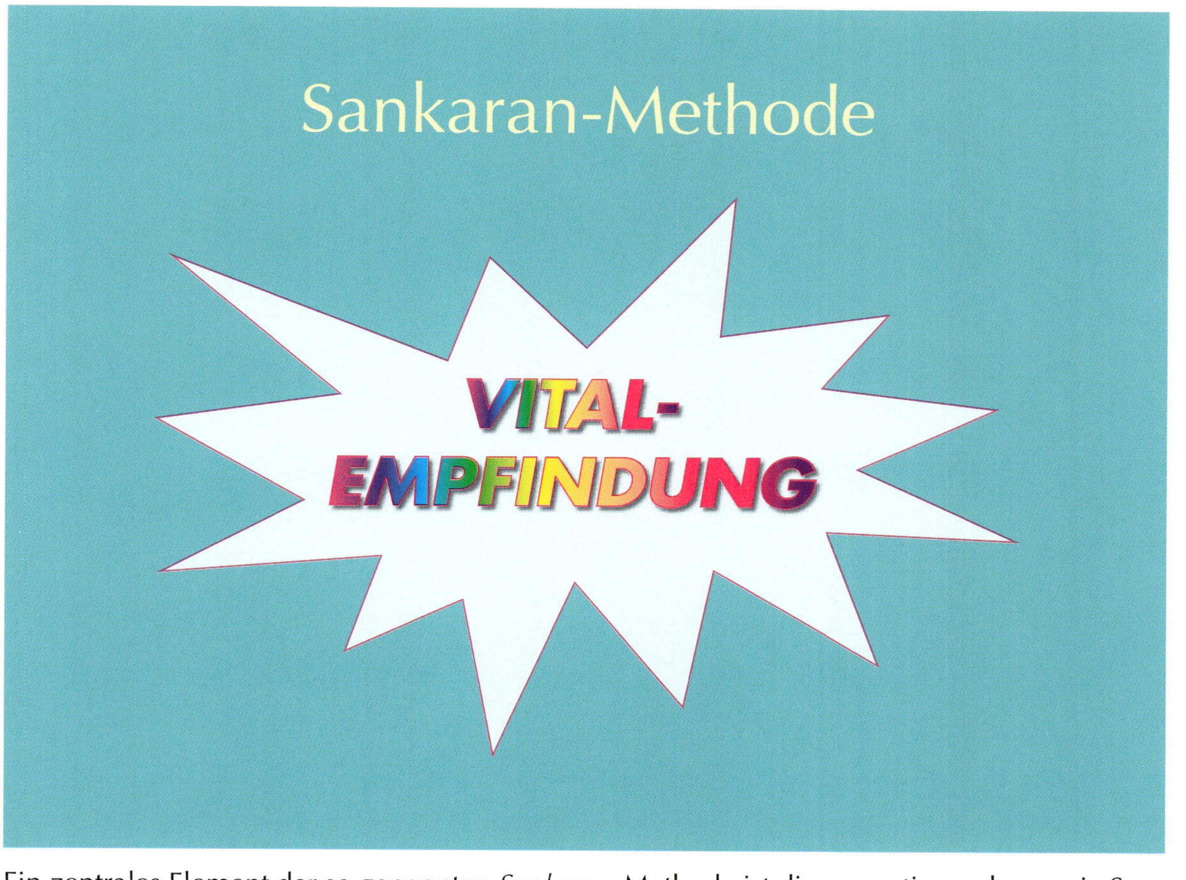

Ein zentrales Element der so genannten *Sankaran*-Methode ist die ›sensation‹ – bzw. wie Sankaran es in der letzten Zeit präzisiert hat – die *›vital sensation‹*. Der entsprechende deutsche Begriff für *›sensation‹* ist *›Empfindung‹*, den Hahnemann vielfach im Organon verwendet hat. Im Folgenden werde ich immer den Begriff ***Vitalempfindung*** verwenden. Dies ist die deutsche Übersetzung des Begriffes *›vital sensation‹*.

Eine *Vitalempfindung* ist dadurch gekennzeichnet, dass sie nicht nur die verbale Beschreibung einer Beschwerde enthält. Vielmehr spiegelt sie eine wesentliche Qualität des Patienten (respektive des homöopathischen Heilmittels), die sich wie ein roter Faden sowohl auf der geistigen, seelischen als auch auf der körperlichen Ebene durch seine Symptomatik (bzw. durch die Symptomliste des Arzneimittels) zieht. Dadurch ist die *Vitalempfindung* immer mit der zentralen Störung des Patienten verbunden bzw. spiegelt diese. Mit der Ergänzung ›vital‹ wird zum Ausdruck gebracht, dass es sich bei dieser *Empfindung* nicht um eine der vielen möglichen Empfindungen handelt, die durch eine Arzneimittelprüfung hervorgebracht werden können bzw. die ein Patient im Rahmen einer Anamnese schildert. Vielmehr handelt es sich hierbei um die ***zentrale* Empfindung**, die wie ein inneres Band zwischen der der Krankheit zugrunde liegenden **Störung der Lebenskraft** und den infolgedessen auf geistiger, seelischer und körperliche Ebene hervorgebrachten Symptomen gewebt ist.

Darüber hinaus wird die Schilderung einer Beschwerde oft auch von einer Geste begleitet. Eine solche Geste kann, insbesondere wenn sie spezifisch ist, wiederholt ausgeführt wird und dementsprechend eine bestimmte Energie und Intensität hat, eine höhere Aussagekraft haben als die begleitend verbal geäußerte Beschwerde. Mit den bisher geübten Methoden zur homöopathischen Mittelfindung konnte der Bedeutungsgehalt der Gestik und der in ihr enthaltenen Empfindung für die Mittelfindung nicht nutzbar gemacht werden. Dies ist erst mit der so genannten *Sankaran*- oder *Bombay*-Methode möglich geworden. Die zentrale Bedeutung dieser Methode besteht jedoch darin, dass die Treffsicherheit der homöopathischen Verschreibungen gesteigert werden kann, weil die Methode auf einer Systematik beruht, aufgrund derer erstmals ein innerer Zusammenhang zwischen den Symptomen homöopathischer Arzneimittel hergestellt werden kann.

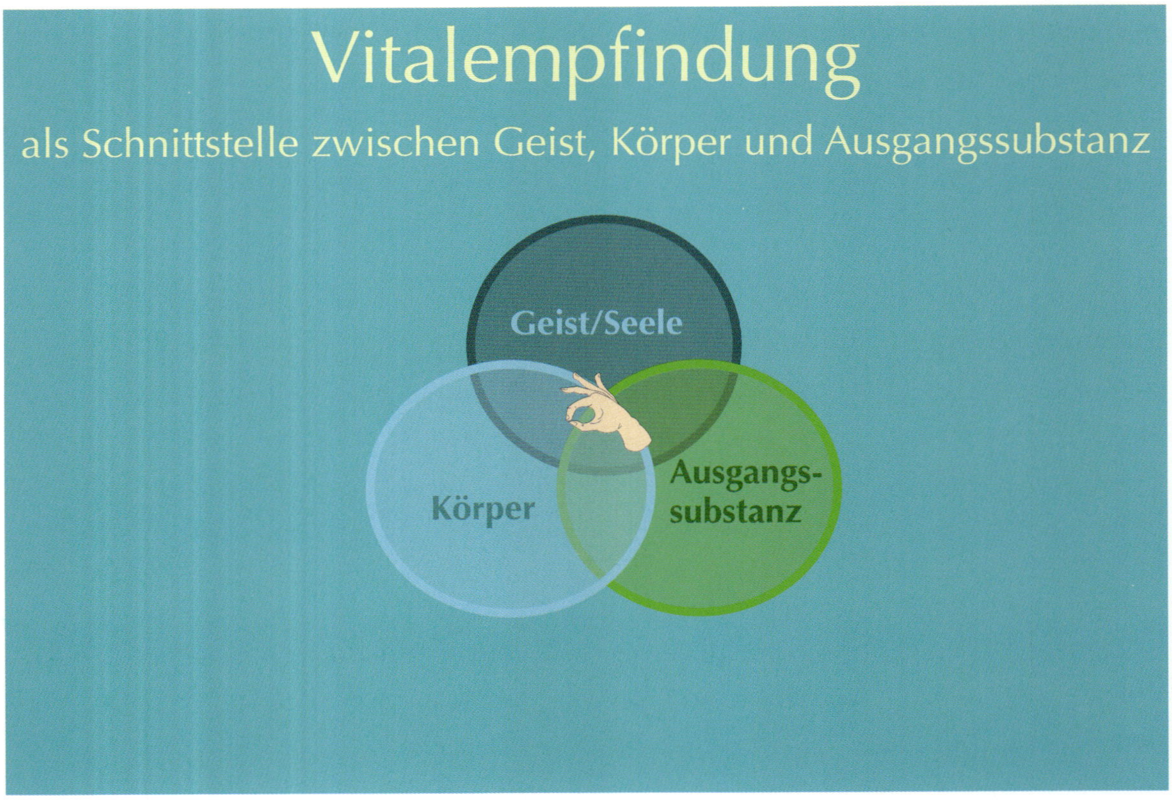

Die *Vitalempfindung* ist zum einen eine Körperempfindung, und zum anderen geht sie darüber hinaus. Die ‹*Vitalempfindung*› ist nämlich das Produkt der Schnittstelle zwischen Quelle, Körper und Geist. Quelle meint dabei die (Ausgangs-) Substanz, aus der das für den betreffenden Patienten homöopathische Mittel hergestellt wird. Das Wesen der Quelle bzw. deren energetische Qualitäten spiegeln sich sowohl in der verbalen Beschreibung der Beschwerden als auch in der begleitenden Gestik des Patienten wider, in der sich quasi die ›Sprache‹ des Mittels mitteilt, das für den Patienten gesucht werden muss.

Um diese Sprache zu entschlüsseln, bedarf es bei dieser Methode einer neuen Anamnesetechnik.

Auf dem Weg und in der Absicht, die Qualität seiner Verschreibungen zu verbessern, entwickelte Sankaran diese Methode. Denn die Verstimmung der Lebenskraft lässt sich – wie Hahnemann es lehrt – nicht direkt, sondern nur an den durch sie hervorgebrachten Symptomen erkennen (Organon, § 6). Diese Symptome, die ein Patient äußert, stehen zunächst ebenso wenig in einem inneren Zusammenhang wie die Symptome der langen Symptomlisten homöopathischer Arzneiprüfungen.

Die Verschreibung homöopathischer Mittel anhand der *Auswahl und Hierarchisierung von für geeignet gehaltenen Symptomen* sowie anhand der anschließenden mehr oder weniger mechanischen Repertorisation führt nur zu einer ziemlich niedrigen Trefferquote von Verschreibungen, die wirklich in der Tiefe zu heilen vermögen. Dies gilt umso mehr, je mehr es sich bei den ausgewählten Symptomen um physische und lokale Symptome handelt. Jede Krankheit wird aber wesentlich reflektiert im Gemütszustand und in den Allgemeinsymptomen (Organon, § 211). Dadurch haben Ansätze von *Vithoulkas* in den 90er Jahren, der die Homöopathie um die psychologische Sichtweise ergänzt hat, bereits zu einer Verbesserung der Ergebnisqualität homöopathischer Verschreibungen geführt. Ein weiterer Meilenstein war die Einführung der ›*delusion*‹ durch Sankaran. Er formulierte, dass jemand deswegen erkrankt ist, weil er seine Welt in einer für ihn charakteristischen Verzerrung, eben der ›delusion‹ wahrnimmt, die für eine bestimmte Belastungssituation ihre Berechtigung gehabt haben mag. Im Zustand der Krankheit jedoch nimmt der Patient alles, was er erlebt, in dieser für ihn typischen Verzerrung wahr, und bewertet es auch so. Eine ›delusion‹ ist letztendlich eine fixierte und falsche Wahrnehmung der Realität. Andererseits sind ›delusions‹ lediglich Gemütssymptome, in denen die körperliche Dynamik eines Falles sowie die Allgemeinsymptome nicht oder nur bedingt abgebildet werden. Mit anderen Worten: Dem Konzept der ›delusion‹ wohnt ebenfalls eine Einschränkung inne, die die Steigerung der Trefferquote tief wirksamer Verschreibungen nach oben letztlich limitiert.

Bereits zu diesem Zeitpunkt hatte Sankaran ein eigenes Miasmensystem entwickelt sowie Kriterien, anhand derer er unterscheiden konnte, ob ein Patient ein Mittel aus dem Mineralreich, dem Pflanzen- oder dem Tierreich benötigt. Die weitere Eingrenzung innerhalb der Gruppe der mineralischen Mittel war ebenso möglich wie innerhalb der Mittel aus dem Tierreich.

Für das Pflanzenreich war die nähere Bestimmung Ende der 90er Jahre zunächst noch nicht möglich. 1999 stellte Sankaran erstmals seine Idee einer Gruppe erfahrener Homöopathen während der Esalen Conference in Californien vor: Die Hypothese lautete, dass **alle Pflanzen** einer Pflanzenfamilie eine **gemeinsame *Vitalempfindung*** teilen, und dass sich die einzelnen Pflanzen einer Pflanzenfamilie in ihrem **Miasma**, d.h. in der Art und Weise sowie der Intensität, mit der sie ihre jeweilige *Vitalempfindung* wahrnehmen, unterscheiden.

Diese Hypothese konnte bestätigt werden: *Zunächst* stellte Sankaran alle Mittel zusammen, die zu einer Pflanzenfamilie gehören. *In einem zweiten Schritt* untersuchte er für die Mittel dieser Pflanzenfamilie, für die Prüfungssymptome und klinische Erfahrungen vorlagen, anhand der Schmerzqualitäten deren *Vitalempfindung*, weil er annahm, dass sich an der Schmerzqualität die *Vitalempfindung* am leichtesten erkennen lässt. *In einem dritten Schritt* untersuchte er die übrigen zwei bis fünf nicht oder nicht so bekannten Mittel dieser Pflanzenfamilie mittels der Computerprogramme Mac Repertory und Reference Works. Sankaran startete eine Suche, bei der das gesamte Repertorium nach Rubriken durchsucht wurde, die zwei, drei oder vier Mittel einer Pflanzenfamilie enthielten. Dabei wurde die Suchanfrage auf solche Rubriken begrenzt, die maximal fünfzig Mittel enthielten. Die Rubriken wurden nach steigender Mittelzahl sortiert und stammten aus allen Kapiteln des Repertoriums. Bei der Suche nach einem möglichen gemeinsamen Kennzeichen in allen diesen Rubriken konnte Rajan Sankaran im Sinne der Hypothese **eine gemeinsame *Vitalempfindung* für die einzelnen Familien** finden. *In einem vierten Schritt* stand die Überprüfung an, ob sich diese *Vitalempfindung* bei allen Vertretern dieser Pflanzenfamilie in allen Kapiteln, d.h. zum Beispiel auch im Gemütszustand, wieder finden ließ. Wenn die Hypothese der Überprüfung nicht standhielt, wiederholte Sankaran den Arbeitsgang ab dem dritten Schritt, um eine geeignetere *Vitalempfindung* zu finden, oder um die vorhandene *Vitalempfindung* zu modifizieren und zu präzisieren. Außerdem hat Sankaran die *Vitalempfindungen* anhand seiner erfolgreichen Verschreibungen aus früheren Jahren überprüft und verifiziert. *Im fünften Schritt* ging es um die Differenzierung zwischen den einzelnen Vertretern einer Pflanzenfamilie; und diese wurde möglich durch die Zuordnung zu den Miasmen, die ich später ausführlich darstellen werde. Auf diese Art und Weise entstand analog zum Periodensystem der Elemente durch die Koordinaten ***Vitalempfindung*** und ***Miasma,*** ein **Katalogisierungssystem für die pflanzlichen Mittel.**

Bis hierher sind folgende Gedanken hervorzuheben:

1. Wenn sich eine lokal wahrgenommene *Empfindung* auch in den Allgemeinsymptomen und/oder im Gemütszustand wieder findet, dann ist sie eine ***Vitalempfindung***, und dies ist dann eine Bestätigung des Prinzip Bönninghausens: ***Das Lokale ist das Allgemeine.***
2. Damit ist Sankaran der *Durchbruch von einer **symptomzentrierten zur einer systematischen Homöopathie*** gelungen.

Sankaran-Methode

Mit der Sankaran-Methode wird ein Wandel vollzogen
von einer
symptomzentrierten Homöopathie
zu einer
systematischen Homöopathie.

Denn die *Vitalempfindung* ist wie ein roter Faden, der sich durch eine Anamnese sowie durch die Symptomliste eines Arzneimittels zieht.

Die Koordinaten *Vitalempfindung* und *Miasma* gelten nicht nur für die pflanzlichen Mittel, sondern sie gelten im Prinzip für alle homöopathischen Arzneimittel. Man kann auf diese Weise auch Mittel zuordnen, für die kaum oder keine Prüfungssymptome vorliegen. Manchmal werden solche Mittel aufgrund dieser Zurordnung gerade erst verschreibbar. Dies bedeutet für die Homöopathie eine Erweiterung ihres Arzneischatzes sowie ihres Verständnisses bekannter Arzneimittel.

An dieser Stelle sei im Hinblick auf *Kritiker* angeführt, dass ihre Entwicklung dieser Methode auf der Analyse von Prüfungssymptomen basiert. Durch deren weitergehende Analyse wurden die *Vitalempfindung*en herausgeschält, die innerhalb der Prüfungssymptome selbst sowie anhand von geheilten Fällen noch mal überprüft wurde. Die erfolgreiche Verschreibung bisher ungeprüfter Mittel ist nur möglich, weil durch die zugehörige *Vitalempfindung* und das zugehörige *Miasma* ein Verständnis dieser Mittel hinsichtlich Gemütszustand und Allgemeinbefinden erschlossen wird. Nur wenn für diese beiden Aspekte eine Übereinstimmung zwischen der Symptomatik des Patienten und der des Arzneimittels vorliegt, ist mit Linderung bzw. Heilung seiner Beschwerden zu rechnen. (Eine Übereinstimmung in Lokalsymptomen ist im Unterschied dazu nicht ausreichend.) Die Verschreibung des Mittels ›Adler‹ erfordert somit wesentlich mehr, als dass der Patient lediglich berichtet, er habe von einem Adler geträumt. Vielmehr muss sich die Dynamik des Raubvogels ›Adler‹ in der gesamten Anamnese des Patienten abgebildet finden.

Was ist das zu Heilende am Fall?

Das zu Heilende am Fall ist/sind

- die *Verstimmung der Lebenskraft,*
- erkennbar an *Symptomen*, die der Patient fühlt, die die Umstehenden an ihm wahrnehmen und die der Arzt an ihm beobachtet (Organon, § 6)
- und *nicht einzelne Krankheiten*, die mit speziellen Namen belegt werden, wodurch der Anschein erweckt wird, es handele sich um ›stets gleichartig wiederkehrende, schon bekannte, festständige Krankheiten ...‹ (Organon, § 81).

Nachdem ich vorausgehend die Hintergründe für die Entwicklung dieser neuen Methode und wesentliche Aspekte ihrer Entstehung dargestellt habe, ist jetzt die Frage zu klären, inwiefern diese Methode einen *Bezug zu den von Hahnemann im Organon vorgegebenen Grundlagen der Homöopathie* hat: Das deutsche Wort für ›*sensation*‹ heißt **Empfindung**. Es findet sich in zahlreichen Paragraphen des Organon, so z. B. in §§ 9, 11, 86, 89, 98, 126, 137:

§ 9

Im gesunden Zustand des Menschen waltet die geistartige, als Dynamis den materiellen Körper (Organism) belebende Lebenskraft (Autokratie) unumschränkt und hält all seine Theile in bewundernswürdig harmonischem Lebensgange in Gefühlen und Thätigkeiten, so dass unser inwohnende, vernünftige Geist sich dieses lebendigen, gesunden Werkzeugs frei zu dem höhern Zwecke unseres Daseyns bedienen kann.

§ 11

Wenn der Mensch erkrankt, so ist ursprünglich nur diese geistartige, in seinem Organism überall anwesende, selbstthätige Lebenskraft (Lebensprincip) durch den, dem Leben feindlichen, dynamischen ...

Anm. ... Und auf ähnliche Weise ist die Wirkung der Arzneien auf den lebenden Menschen zu beurtheilen. Die Natur-Substanzen, die sich uns als Arzneien beweisen, sind nur Arzneien in so fern sie (jede eine eigne spezifische)... Kraft besitzen, das menschliche Befinden zu ändern durch dynamische, geistartige Einwirkung (mittels der lebenden, empfindlichen Faser) auf das geistartige, das Leben verwaltende Lebensprincip...[132]

Das Arzneiliche jener Natur-Substanzen, die wir im engern Sinne Arzneien nennen, bezieht sich bloß auf ihre Kraft, Veränderungen im Befinden des thierischen Lebens hervor zu bringen; bloß auf dieses, auf das geistartige Lebensprincip, erstreckt sich dessen, Befinden ändernder, geistartiger (dynamischer) Einfluß; so wie die Nähe eines Magnet-Poles dem Stahle[133] ***nur*** *magnetische Kraft ... mittheilen kann, (und zwar durch eine Art Ansteckung), ... aber nicht ... andere Eigenschaften, (nicht z.B. mehr Härte oder Dehnbarkeit, u.s.w.).*

[134]*… Und so verändert auch jede besondre Arznei – Substanz, durch eine Art von Ansteckung, das Menschen – Befinden auf eine ihr ausschließlich eigenthümliche Weise und nicht auf die einer andren Arznei eigne, so gewiß die Nähe eines Pocken- kranken* [135] *Kindes einem gesunden Kinde nur die Menschenpockenkrankheit mittheilen wird und nicht die Masern.* ***Dynamisch****, wie durch Ansteckung, geschieht diese ... Einwirkung der Arzneien auf unser Befinden, ganz ohne Mittheilung materieller Theile der Arznei – Substanz. …*

… Einfluß eines krankmachenden Agens … verstimmt; nur das … zu einer solchen Innormalität verstimmte Lebensprincip, kann dem Organism die widrigen Empfindungen verleihen und ihn zu …[144]… so regelwidrigen Thätigkeiten bestimmen, die wir Krankheit nennen, denen dieses, an sich unsichtbare und bloß an seinen Wirkungen im Organism erkennbare Kraftwesen, giebt seine krankhafte Verstimmung ... nur durch Aeußerung von Krankheit in Gefühlen und Thätigkeiten, (die einzige, den Sinnen des Beobachters und Heilkünstlers zugekehrte Seite des Organisms), das ist, durch Krankheitssymptome zu erkennen und kann sie nicht anders zu erkennen geben. [145]

§ 86

Sind die Erzählenden fertig mit dem, was sie von selbst sagen wollten, so trägt der Arzt bei jedem der einzelnen Symptome die nähere Bestimmung nach, auf folgende Weise erkundigt: Er liest die einzelnen, ihm *berichteten* Symptome durch, und fragt bei diesem und jenem insbesondere: z.B. zu welcher Zeit ereignete sich dieser Zufall? In der Zeit vor dem bisherigen Arzneigebrauche? Während des Arzneieinnehmens? Oder erst einige Tage nach Beiseitesetzung der Arzneien? Was für ein Schmerz, welche Empfindung, genau beschrieben, war es, die sich an dieser Stelle ereignete? Welche genaue Stelle war es? Erfolgte der Schmerz abgesetzt und einzeln, zu verschiednen Zeiten? Oder war er anhaltend, unausgesetzt? Wie lange? Zu welcher Zeit des Tages oder der Nacht, und in welcher Lage des Körpers war er am schlimmsten, oder setzte *er* ganz aus? Wie war dieser, wie war jener angegebene Zufall oder Umstand - mit deutlichen Worten beschrieben - genau beschaffen?

§ 89

Hat nun der Kranke - denn diesem ist in Absicht seiner Empfindungen (außer in *verstellten* Krankheiten)[672] der meiste Glaube beizumessen – auch durch diese freiwilligen und bloß veranlassten Aeußerungen dem Arzte gehörige Auskunft gegeben und das Bild der Krankheit ziemlich vervollständigt, so ist es diesem erlaubt, *ja*[673] nöthig (wenn er fühlt, dass er noch nicht gehörig unterrichtet sey), nähere, speciellere Fragen zu thun [1)].

§ 98

So gewiß man nun auch, vorzüglich den Kranken *selbst* über seine Beschwerden und Empfindungen zu hören und *besonders den*[712] eignen Ausdrücken, mit denen er seine Leiden zu verstehen geben kann, Glauben beizumessen hat, - weil sie im Munde der Angehörigen und Krankenwärter verändert und verfälscht zu werden pflegen, - so gewiß erfordert doch auf der andern Seite, bei allen Krankheiten, vorzüglich aber bei den langwierigen, die Erforschung des wahren, vollständigen Bildes derselben und seiner Einzelheiten besondre Umsicht, Bedenklichkeit, Menschenkenntniß, Behutsamkeit im Erkundigen und Geduld, in hohem Grade.

§126

... *Die dazu gewählte*[786] Versuchsperson muß ... *vor allen Dingen als glaubwürdig und ... gewissenhaft bekannt seyn; sie muß* sich während des Versuchs vor Anstrengungen des Geistes und Körpers, vor allen Ausschweifungen und störenden Leidenschaften hüten; keine dringenden Geschäfte dürfen sie von der gehörigen Beobachtung abhalten; sie muß mit gutem Willen genaue Aufmerksamkeit auf sich selbst richten, und dabei ungestört seyn; in ihrer Art gesund an Körper, muß sie auch den nöthigen Verstand besitzen, um ihre Empfindungen in deutlichen Ausdrücken benennen und beschreiben zu können.

§ 137

Je mäßiger, bis zu ein*em* gewissen *Grade*[820], die Gaben einer zu solchen Versuchen bestimmten Arznei sind, - vorausgesetzt, daß man die Beobachtung durch die Wahl einer Wahrheit liebenden, in jeder Rücksicht gemäßigten, feinfühligen Person, *welche*[821] die gespannteste Aufmerksamkeit auf sich richtet, zu erleichtern sich bestrebt – desto deutlicher kommen die Erstwirkungen, und bloß diese, als die wissenswürdigsten, hervor, und keine Nachwirkungen oder Gegenwirkungen de*s* Lebens*princips*[822]. Bei übermäßig großen Gaben hingegen, kommen nicht allein mehre Nachwirkungen unter den Symptomen mit vor, sondern die Erstwirkungen treten auch in so verwirrter Eile und mit solcher Heftigkeit auf, dass sich nichts genau beobachten lässt; die Gefahr derselben nicht einmal zu erwähnen, die demjenigen, welcher Achtung gegen die Menschheit hat, und auch den Geringsten im Volke für seinen Bruder schätzt, nicht gleichgültig seyn kann.

In Bezug auf den Inhalt stellt sich die Frage: *Was ist das zu Heilende am Fall?* Hahnemann nimmt dazu in § 6 klar Stellung:

§ 6

Der vorurtheillose Beobachter – ›97‹, die Nichtigkeit übersinnlicher Ergründungen kennend, die sich in der Erfahrung nicht nachweisen lassen, - nimmt, auch wenn er der scharfsinnigste ist, an jeder einzelnen Krankheit nichts, als äußerlich durch die Sinne erkennbare Veränderungen im Befinden des Leibes und der Seele, **Krankheitszeichen, Zufälle, Symptome** wahr, das ist, Abweichungen vom gesunden, ehemaligen Zustande des jetzt Kranken, die dieser selbst fühlt, die die Umstehenden an ihm wahrnehmen, und die der Arzt an ihm beobachtet. Alle diese wahrnehmbaren Zeichen repräsentieren die Krankheit in ihrem ganzen Umfange, das ist, sie bilden zusammen die wahre und einzig denkbare Gestalt der Krankheit[1)]

[1)] *Ich weiß daher nicht, wie es möglich war, daß man am Krankenbette, ohne auf die Symptome sorgfältigst zu achten und sich nach ihnen bei der Heilung genau zu richten, das an der Krankheit zu Heilende bloß im verborgenen und unerkennbaren Innern suchen zu müssen und finden zu können sich einfallen ließ, mit dem prahlerischen und lächerlichen Vorgeben, dass man das im unsichtbaren Innern Veränderte, ohne sonderlich auf die Symptome zu achten, erkennen und mit (ungekannten!) Arzneien wieder in Ordnung bringen könne und daß so Etwas einzig gründlich und rationell curiren heiße?*

Ist denn das, durch Zeichen an Krankheiten sinnlich Erkennbare nicht für den Heilkünstler die Krankheit selbst *– da er das die Krankheit schaffende,* geistige Wesen, die Lebenskraft, *doch nie sehen kann und sie selbst auch nie, sondern bloß ihre krankhaften Wirkungen zu sehen und zu erfahren braucht, um hiernach die Krankheit heilen zu können? Was will nun noch außerdem die alte Schule für eine PRIMA CAUSA MORBI im verborgnen Innern aufsuchen, dagegen aber die sinnlich und deutlich wahrnehmbare Darstellung der Krankheit, die vernehmlich zu uns sprechenden Symptome, als Heilgegenstand verwerfen und vornehm verachten? Was will sie denn sonst an Krankheiten heilen als diese?* [89]

Das zu Heilende am Fall sind die am Patienten ›wahrnehmbaren Zeichen‹, die Symptome, ›die dieser selbst fühlt, die die Umstehenden an ihm wahrnehmen, und die der Arzt an ihm beobachtet.‹ Sie sind Ausdruck der sie verursachenden Verstimmung der Lebenskraft. Das zu Heilende am Fall sind jedoch – wie von Hahnemann in § 81 dargelegt wird, nicht einzelne Krankheiten, die mit speziellen Namen belegt werden, wodurch der Anschein erweckt wird, es handele sich um ›stets gleichartig wiederkehrende, schon bekannte, festständige Krankheiten…‹ Unter Berücksichtigung der Tatsache, dass – wie Hahnemann in § 211 ausführt – ›bei der Wahl eines Heilmittels der Gemüthszustand des Kranken oft am meisten den Ausschlag gibt‹, präzisiert Sankaran das zu Heilende am Fall in seinem *Konzept der Energieebenen* weiter: Denn zwischen der von Menschen nicht wahrnehmbaren gestörten Lebenskraft und den durch sie hervorgebrachten, als Krankheit wahrgenommenen Symptomen klafft eine Lücke.

Sankarans philosophisches Konzept der Energieebenen zielt darauf ab, diese Lücke zu schließen: In seinem Buch ›The Sensation in Homeopathy‹, S. 217ff, geht Sankaran von einer zirkulären Anordnung der insgesamt sieben Energieebenen aus.

Die sieben Ebenen der Energie

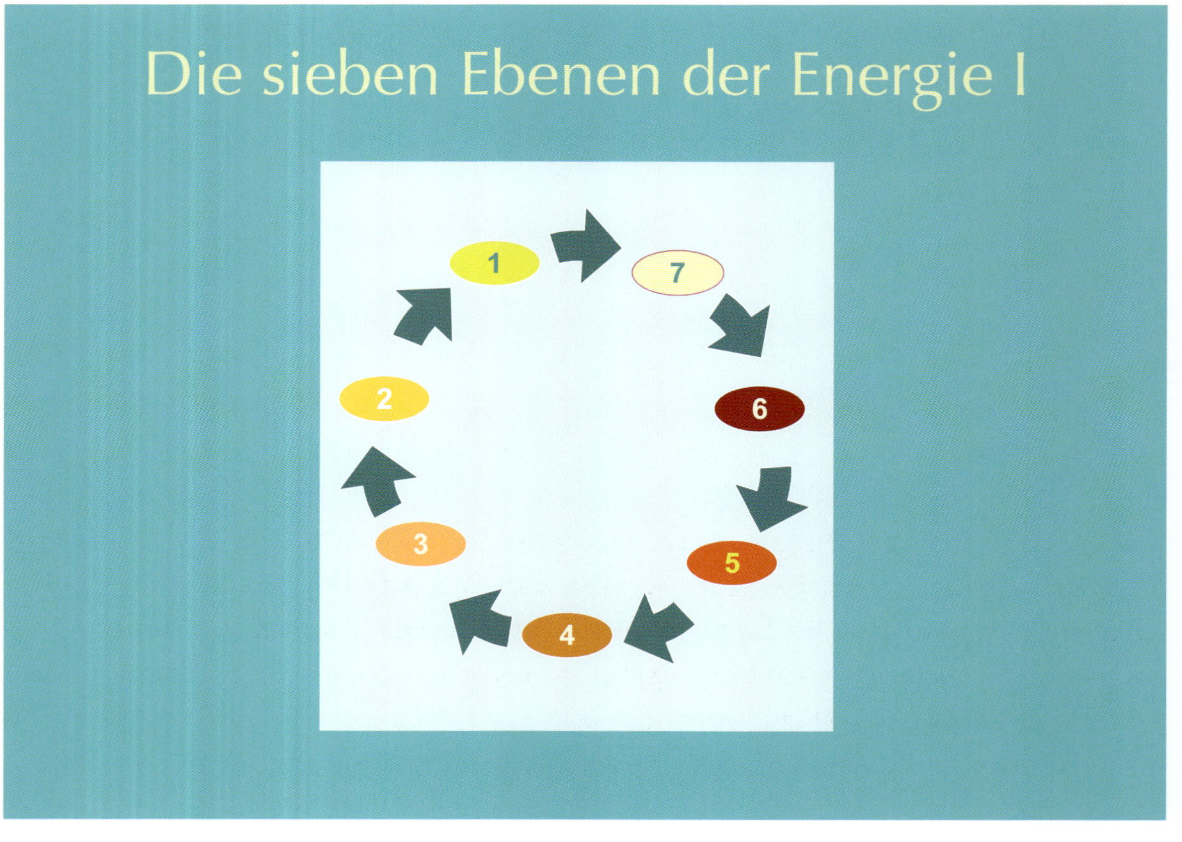

Der *Ebene 7* ordnet er das ›*Nichts*‹ zu. Als Beispiele, um diese Ebene nachvollziehbarer zu machen, führt er folgende Bilder an: Diese Ebene ist wie eine leere Leinwand, auf die ein Bild gemalt werden kann, sie ist wie die Situation auf einem Fußballfeld vor dem Anpfiff, bevor die Spieler ins Stadium einlaufen, oder sie ist wie der leere Nachthimmel, auf dem sich gleich ein Feuerwerk entfaltet. Die Ebene 7 repräsentiert damit die Voraussetzung oder den Rahmen dafür, dass sich die Energie manifestieren kann. Ein weiteres Beispiel ist der Moment vor der Konzeption, wo sich aus dem vermeintlichen Nichts heraus etwas materialisiert. Die nächste Ebene – *Ebene 6* – ist die Ebene der ›*reinen Energie*‹. Diese ist gekennzeichnet durch die Kriterien Bewegung, Klang und Farbe, wobei die Bewegung ihrerseits die Dimensionen Geschwindigkeit und Richtung hat.

Die Qualitäten der Energie

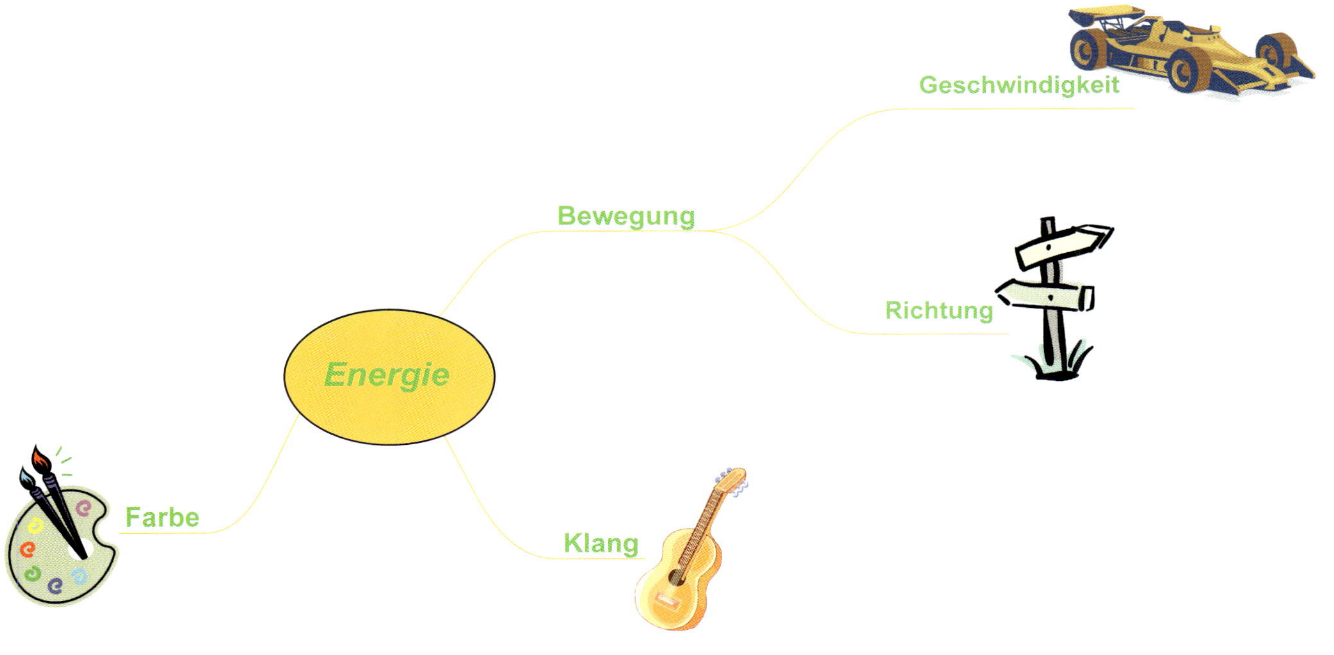

Sowohl das **›Nichts‹ der Ebene 7** als auch die **›reine Energie‹ in Ebene 6** sind ***unbegrenzt***. Als Beispiele für die Energie in Ebene 6 führt Sankaran ein Baby oder Kleinkind an, das sich selbstvergessen bewegt, dabei Laute macht und eine zugehörige Mimik hat. Bei dem Feuerwerk aus dem vorangegangenen Beispiel steigen Feuerwerkskörper auf, sie bewegen sich dabei mit einer bestimmten Geschwindigkeit und in eine bestimmte Richtung. Sie entzünden sich und verglühen dabei mit charakteristischer Farbe, Geräusch und Geruch. Der Manifestationsrahmen für die Energie in Ebene 6 ist das Universum, folglich ist diese **Ebene** eine ***uni-***

verselle *Ebene*. In ihr wird die Energie in Form eines durch Laute oder Gesten gekennzeichneten Energiemusters ausgedrückt. So kommentierte eine Patientin, die das Mittel ›Taube‹ benötigte, etwas, was sie beschäftigte, mit dem Satz: ›Das ist wie ›grt, grt, grt‹‹ (Taubenlaute). Über diesen Einstieg entwickelte sich dann die weitere Anamnese. Auf *Ebene 5* findet die Verschaltung der Energie aus Ebene 6 mit der Körperwahrnehmung sowie mit Geist und Seele statt. Die Energie der **Ebene 6** repräsentiert dabei das Energiemuster der **Ausgangssubstanz** des jeweiligen homöopathischen Mittels. So, wie die Energie sich auf Ebene 5 manifestiert, ist sie bereits durch den Filter der individuellen Wahrnehmung des Patienten gelaufen. Auf *Ebene 5* äußert der Patient nämlich nicht mehr das reine Energiemuster, sondern eine mit ihm in innerem Zusammenhang stehende ***Empfindung***. Bei dieser als ***Vitalempfindung*** bezeichneten Empfindung handelt es sich um eine allgemeine Empfindung, die nicht nur für bestimmte Körperteile zutrifft, sondern um eine Empfindung, die für den ganzen Körper gültig ist. Damit hat aber gegenüber den beiden vorangegangenen Ebenen eine Einschränkung der ursprünglichen Energie stattgefunden. Diese Einschränkung nimmt mit jeder weiteren Ebene bis zur Ebene 1 kontinuierlich zu. Jede Krankheit stellt demzufolge eine Einschränkung der prinzipiell ursprünglich im Menschen unbegrenzt angelegten Möglichkeiten dar. **In der Empfindung teilt der Mensch ein für ihn typisches Energiemuster mit der Ausgangssubstanz (Quelle/source) seines homöopathischen Heilmittels.** Somit bezeichnet Sankaran die Ebene 5 als ***terrestrische Ebene***, weil die Wahrnehmung der in der *Vitalempfindung* wahrgenommenen Energiemuster an die Erde gebunden und auf sie beschränkt ist. Die ***Vitalempfindung*** **ist damit *›nicht-Menschen-spezifisch‹ (non human specific)***.

Körpervorgänge laufen in Gesundheit automatisch und unbemerkt ab. Demgegenüber wird die *Vitalempfindung* nur wahrgenommen, wenn eine Krankheit oder Störung der Lebenskraft vorliegt. Die **Ebene 5** ist somit die Ebene der **Somatisierung der gestörten Lebenskraft**. Eine Empfindung findet sich im Kern einer jeden Krankheit. Sie wird ihrerseits begleitet von Vorstellungen, Gefühlen und Symptomen, die alle auf niedrigeren Ebenen angesiedelt sind.

Weil das Energiemuster des homöopathischen Heilmittels in Ebene 5 eine Entsprechung in der Empfindung des Patienten findet, ist es auf dieser Ebene möglich, eine Zuordnung zu den so genannten ›Reichen‹ vorzunehmen, d.h. zu den Herkunftsbereichen der **Ausgangssubstanzen homöopathischer Mittel: Mineralreich, Pflanzenreich, Tierreich, Nosoden und Imponderabilien**. Die vom Patienten wahrgenommene *Vitalempfindung* ist ein umfassendes Phänomen. Denn sie wird auf körperlicher und seelischer Ebene mit den gleichen Worten beschrieben: In der *Vitalempfindung* werden geistige, seelische und körperliche Phänomene auf die gleiche Art und Weise wahrgenommen und ausgedrückt. Die ***Vitalempfindung*** ist demnach wie bereits ausgeführt die ***Schnittstelle zwischen Geist, Körper und Ausgangssubstanz (Quelle) des homöopathischen Heilmittels***.

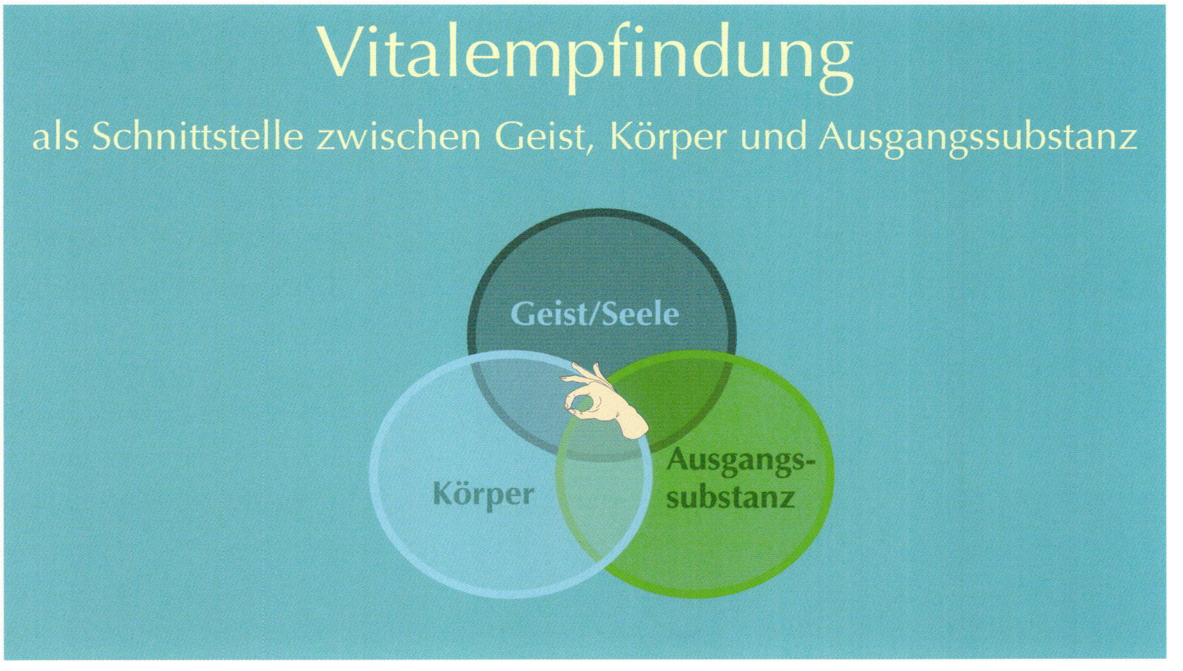

Eine weitere Verdeutlichung erfährt das Konzept der *Vitalempfindung* durch Sankarans Modell der ›two songs‹ (zwei Melodien): In jedem von uns schwingt eine menschliche Melodie. In § 9 führt Hahnemann dazu aus, dass es die Aufgabe des Menschen ist, in gesundem Zustand einem höheren Zwecke seines Daseins zu dienen. Dies ist letztlich auch ein Aspekt der therapeutischen Bemühungen von Ärzten und Homöopathen im Besonderen, nämlich den Patienten in die Lage zu versetzen, einem höheren Zweck zu dienen, d.h. Dinge zu tun, die über ihn und seine bloße Alltagsbewältigung hinausweisen. Seiner höheren Bestimmung kann der Mensch folgen, wenn seine menschliche Melodie in ihm zum Klingen kommt und sie nicht überlagert ist durch die zweite Melodie, die das Energiemuster seines Mittels trägt. Solange er sein Mittel noch nicht erhalten hat, wird diese Melodie in ihm neben seiner menschlichen Melodie klingen, mit ihr interferieren und sie gegebenenfalls überlagern. Diese zweite Melodie wird um so lauter sein, je kränker der Patient ist. Anhand der lauten Töne dieser zweiten ›nicht-menschlichen‹ Melodie wird dann das homöopathische Mittel gesucht. Wird es gefunden, verstummt diese ›nicht-menschliche‹ Melodie und die menschliche kann wieder voll erklingen.

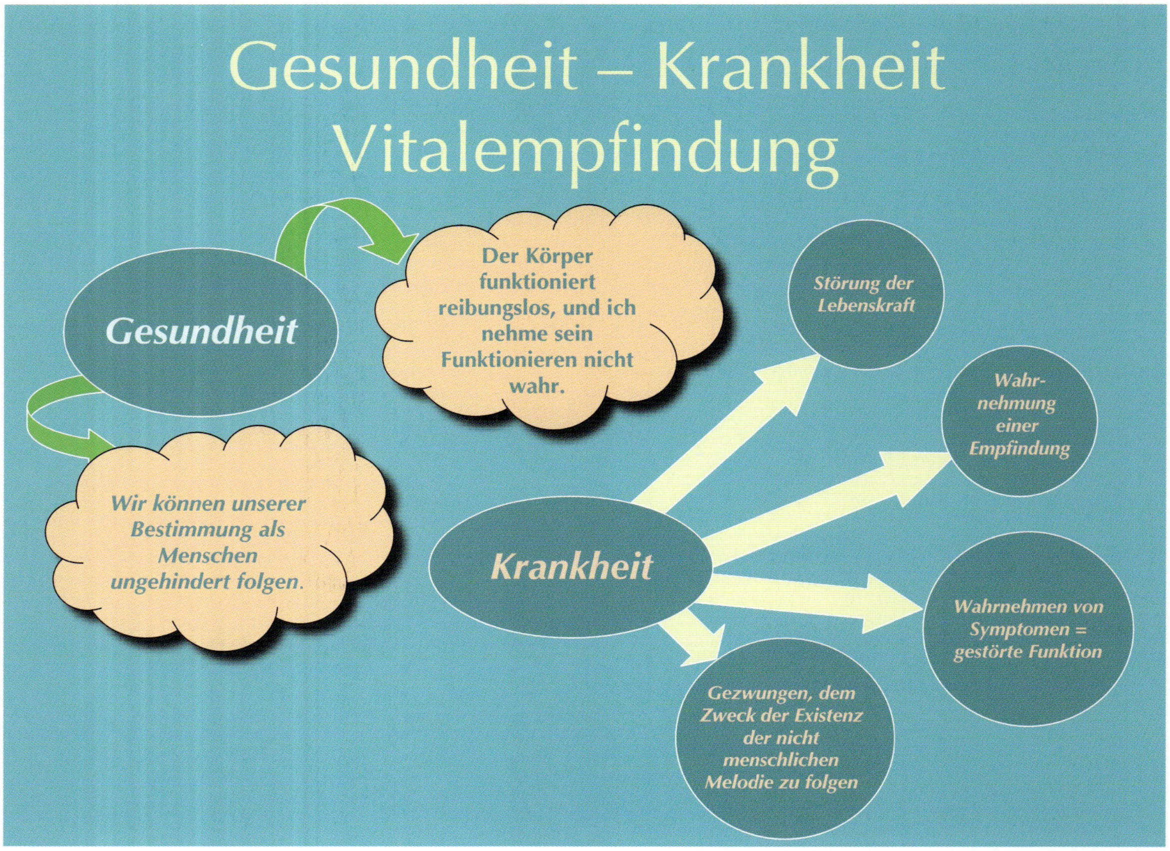
Gesundheit – Krankheit
Vitalempfindung
Gesundheit
Der Körper funktioniert reibungslos, und ich nehme sein Funktionieren nicht wahr.
Wir können unserer Bestimmung als Menschen ungehindert folgen.
Krankheit
Störung der Lebenskraft
Wahr-nehmung einer Empfindung
Wahrnehmen von Symptomen = gestörte Funktion
Gezwungen, dem Zweck der Existenz der nicht menschlichen Melodie zu folgen

In der ***Ebene 4*** erfolgt mit der ***›delusion‹*** eine gefühlsmäßig eingefärbte und bewertete Reaktion auf die Erfahrung der *Vitalempfindung* in Ebene 5. Mit anderen Worten: Die *Vitalempfindung* löst im Menschen auf der Ebene 4 eine emotionale Resonanz aus, die die Form von Gefühlskomplexen annimmt, die aus dem von C.G. Jung so bezeichneten ›kollektiven Unbewussten‹ gespeist werden. Es handelt sich um Gefühlskomplexe und nicht um einzelne Gefühle, denn die *›delusions‹* oder Wahnideen werden oft in Bildern ausgedrückt. *›Delusions‹* oder Wahnideen sind fixierte und übersteigerte Gefühlskonstellationen, die anhalten, selbst wenn die ursprünglich auslösende Situationen nicht mehr besteht. Sankaran führt als Beispiel an, dass jemand sich in einer bestimmten Situation wie ein Sklave fühlen kann, selbst wenn er diese Erfahrung nicht gemacht hat. (›The Sensation in Homoeopathy‹, S. 239) Aus dem kollektiven Unbewussten werden somit Gefühlskomplexe gespeist, die unabhängig der Grenzen von Religion, Rasse, Kultur, Hautfarbe und Zeit Gültigkeit haben. Zu dieser Ebene 4 der Wahnideen gehören auch Träume, situativ erlebte Ereignisse, Metaphern, Vorstellungen, Bilder, Hobbys und Interessen. Diese Erfahrungen sind begrenzt auf die menschliche Rasse und damit *›human specific‹*. Gegenüber der Ebene 5 hat damit allerdings eine weitere Einschränkung stattgefunden.

Auf der ***Ebene 3*** wird im Rahmen einer weiteren Einschränkung gegenüber der *›delusion‹* die *individuelle* Reaktion auf die zugrunde liegende Störung der Lebenskraft in Form von

Gefühlen manifest. Denn die individuelle Reaktion auf ein und dieselbe Situation kann erfahrungsgemäß sehr unterschiedlich ausfallen.

Die Gefühle ihrerseits haben Einfluss darauf, mit welchen Inhalten die Menschen sich befassen. Insofern liefert die Ebene 3 (der Emotionen) die Grundlage für die ***Ebene 2***, die Ebene der ***Fakten***. Sankaran führt das Beispiel an (›The Sensation in Homoeopathy‹, S. 241), dass jemand, der Angst hat zu verarmen, sich mit Geld und Themen, die mit Geld zu tun haben, befassen wird.

Eine Anhäufung von Fakten schließlich erfordert in ***Ebene 1*** deren Ordnung, und diese erfolgt durch Identifikation mittels ***Namens***gebung.

Die sieben Energie-Ebenen

Ebene	Thema	Kennzeichen			
Ebene 1	Name der Krankheit	Diagnose einer Krankheit		begrenzt auf einen Teil eines Teiles einer Person.	
Ebene 2	Fakten/ Tatsachen	Lokalsymptome, Details einer Beschwerde, lokale Empfindung		begrenzt auf einen Teil einer Person	
Ebene 3	Gefühle/ Emotionen	Gefühle	wahrgenommen durch den Geist	begrenzt auf das Individuum	hoch individuell
Ebene 4	Wahnidee delusion Bilder	›Wahnidee‹, Bilder Träume, situativ erlebte Ereignisse, Metaphern, Vorstellungen, Hobbys, Interessen, Träume	Pool des kollektiven Unbewussten (UBW)	begrenzt auf die menschliche Rasse: Menschen-spezifisch	
Ebene 5	Vitalempfindung	Der Patient nimmt seine Beschwerden auf einer allgemeinen Ebene wahr.	Schnittstelle zwischen Geist/Seele und Körper – Somatisierung der gestörten Lebensenergie	begrenzt auf alles, was auf der Erde existent ist: terrestrische Ebene, nicht-Menschen-spezifisch, non-human specific	Geistige/seelische sowie körperliche Phänomene werden auf die gleiche Art und Weise wahrgenommen und ausgedrückt.
Ebene 6	Energie		charakterisiert durch drei Kriterien: Bewegung, Klang und Farbe	universell, nicht materiell	Handbewegungen, HG
Ebene 7	namenlos		Das *Nichts*, Schlaf, Koma, Bewusstlosigkeit, Leere, Tod		

Dieses Modell der sieben Energieebenen hat weit mehr als lediglich theoretische Bedeutung, um die konzeptionelle Lücke zwischen der gestörten Lebenskraft und den wahrnehmbaren Symptomen des Patienten zu schließen.

Für folgende Bereiche hat die Kenntnis des Konzeptes praktische Bedeutung:

1. Das Konzept der sieben Energieebenen ermöglicht im Rahmen der Anamneseerhebung für den Behandler eine klare Standortbestimmung, auf welcher Ebene er sich jeweils während der Anamneseerhebung befindet. Denn er muss die Ebene 5 erreichen, weil nur dort eine eindeutige Ermittlung der *Vitalempfindung* möglich ist. Somit ist die Kenntnis dieses Modells unabdingbare Notwendigkeit für das Arbeiten mit der Sankaran-Methode. Das Modell ist nicht Selbstzweck, sondern Arbeitsinstrument.

2. In gleicher Weise ist dieses Konzept die Grundlage, um im Rahmen eines Follow-up (Folgekonsultation) zu ermitteln, ob die *Vitalempfindung* noch vorhanden ist oder ob bereits Heilung eingetreten ist.

3. Darüber hinaus gibt die klare Zuordnung zu den Ebenen - entsprechend der nachstehenden Tabelle von Sankaran - Hinweise auf die Wahl der Potenz des homöopathischen Heilmittels. **Die Ebene, in der ein Patient seine Beschwerden hauptsächlich schildert,** liefert den Indikator

Ebenen und Wahl der Potenz

	Potenz	Potenz	Körperliche Beschwerden
Ebene 1	6 C, 12 C	LM 1, 2	Diagnose, Pathologie
Ebene 2	30 C	LM 3, 4	Lokale Symptome, lokale Empfindungen, Modal
Ebene 3	200 C	LM 5, 6	Begleitsymptome, allgemeine Effekte von Level II
Ebene 4	1 M	LM 7, 8	Neuroendrokine Immun-Achse, Schlaf, Gelüste
Ebene 5	10 M	LM 9, 10	Generalisierte Empfindungen und Neigungen
Ebene 6	50 M	LM 11, 12	Generalisierte Bewegungen und Muster
Ebene 7	CM	LM 13, 14	?

für die **Potenz**, in der ihm das **homöopathische Mittel** verabreicht wird.
4. Im Rückgriff auf die Ausgangsfrage: ›*Was ist das zu Heilende am Fall?*‹ ermöglicht dieses Konzept, die Mittelwahl entsprechend den Ebenen auszurichten. Grundsätzlich kann eine homöopathische Behandlung auf jeder Ebene erfolgen. Allerdings wird das Behandlungsergebnis, insbesondere bei chronischen Erkrankungen, umso besser ausfallen, je tiefer das Verständnis der Problematik des Patienten ist, d. h. je höher die Ebene ist, die in der Anamnese erreicht wurde. Ist lediglich der Name der Krankheit bekannt (Ebene 1, z. B. Hämatom nach Quetschung), dann bewegt man sich am ehesten im Bereich der bewährten Indikationen. Außer durch Zufall wird man damit selten mehr als die akute Beschwerde heilen können. Weitere Informationen liegen vor, wenn zusätzlich mit der Krankheit in Zusammenhang stehende Fakten und Daten (Ebene 2) bekannt sind. Diese können zur Mittelwahl in der Regel allerdings nicht viel mehr beitragen. Werden Gefühle geäußert (Ebene 3), ist unter Umständen eine individuellere Mittelwahl möglich, die sich im weiteren Verlauf allerdings auch als oberflächlich herausstellen kann. Selbst wenn der Patient deutliche Träume, situative Erlebnisse oder ›delusions‹ äußert (Ebene 4), ist damit eine hohe Trefferwahrscheinlichkeit noch nicht garantiert. Denn bis zu dieser Ebene sind lediglich Gemütsaspekte bei der Mittelfindung berücksichtigt. Anhand dieser Tabelle wird auch verständlich, warum die ›*Delusion*‹, mit der Sankaran in den neunziger Jahren in eine neue Dimension der Verschreibung vorgestoßen war, letztendlich eine Beschränkung im Verständnis eines Falles darstellt. Erst in die Ebene 5, bei der in der *Vitalempfindung* gleichermaßen geistige, seelische wie physische Erfahrungen kondensiert sind, ermöglicht die Verschreibung eines homöopathischen Mittels mit einer bis dahin noch nicht erreichten Trefferwahrscheinlichkeit. Denn diese nimmt zu, je mehr Gemützustand und Allgemeinsymptome bei der Mittelwahl Berücksichtigung finden. Deswegen fordert Hahnemann in § 7 sowie in §§ 83 – 104, dass die Verschreibung eines Mittels auf der ›Gesamtheit der Symptome‹ bzw. auf dem ›Symptomen-Inbegriff‹ basieren muss. Damit rücken der Gemütszustand und das Allgemeinbefinden in den Fokus der Betrachtung. Die seinerzeit von Hahnemann als Ursache von Krankheit benannte Störung der Lebenskraft lässt sich mit heutigem Wissen präzisieren als Störungen der P-N-E-I-Achse (Psycho-Neuro-Endokrinologische-Immunologische Achse: Gemütssymptome, Allgemeinsymptome, allgemeine Modalitäten, hochwertige besondere und charakteristische Symptome). Die *Vitalempfindung* der Ebene 5 ermöglicht den Zugriff darauf. Dies macht wie bereits erwähnt eine neue Anamnesetechnik erforderlich, die später dargestellt wird. In der *Ebene 6* findet die in der *Vitalempfindung* somatisierte gestörte Lebensenergie ihren Ausdruck in Form von Gesten oder Lauten. Dabei handelt es sich um den Ausdruck einer der zweiten, der nicht-menschlichen Melodie zugehörigen Energie, die durch entsprechende Exploration im Idealfall bis zur Quelle, d. h. bis zur Ausgangssubstanz des erforderlichen homöopathischen Mittels, verfolgt werden kann.

Bevor ich weitere Elemente dieser Methode erläutere, möchte ich die Betrachtung der *Vitalempfindung* noch vertiefen: Die *Vitalempfindung* ist zwar nicht der einzige wesentliche

Punkt der Methode, aber ein zentraler Dreh- und Angelpunkt.

Als Schnittstelle zwischen Geist und Seele, Körper und Ausgangssubstanz, reflektiert sie sowohl die Energie der Substanz, die ein Patient als Mittel benötigt, als auch die seelische und körperliche Empfindung, die die Verstimmung der Lebenskraft bei ihm auslöst. Die Energie der Substanz mit ihrer universellen Herkunft und mit ihrer ›nicht-Menschen-spezifischen‹(›non human specific‹) Qualität gestaltet die zweite, die nicht-menschliche Melodie im Menschen. Wenn die Lebenskraft des Menschen nicht verstimmt ist, ist diese zweite Melodie nicht wahrzunehmen. Ist seine Lebenskraft jedoch verstimmt, dann ist die zweite Melodie wahrzunehmen, und die zugehörige *Vitalempfindung* durchzieht die gesamte Person. Sie äußert sich demzufolge in der Sicht dieser Person auf die Realität, in der geistigen Verfassung, in der Gemütsverfassung und in den Körperempfindungen ebenso wie in verschiedenen Lokalsymptomen.

Die Erforschung der *Vitalempfindung* auf Ebene 5 führt nicht nur zur Zuordnung zu den einzelnen Reichen - Mineralreich, Pflanzenreich, Tierreich, Nosoden und Imponderabilien -, sondern mit Vertiefung des Verständnisses der jeweiligen *Vitalempfindung* sind weitere Eingrenzungen innerhalb eines *Naturreiches* in Unterreiche und Familien bis hin zur Ausgangssubstanz des Mittels möglich.

Vitalempfindung

Ebene 5: Vitalempfindung

a) Die Vitalempfindung führt zu den Naturreichen: Mineralreich, Pflanzenreich, Tierreich, Nosoden, Imponderabilien.

b) *Unterreich:* das exakte Wesen des Themas.

c) *Familie:* Über die detaillierten Angaben zu Tiefe, Qualität und Intensität der Vitalempfindung kann man zur Ausgangssubstanz gelangen.

Aus diesen Zusammenhängen wird deutlich, dass und warum man im Rahmen der Anamnese diese Ebene erreichen sollte. Die Ausgangssubstanz des Mittels wird dabei bestimmt durch die *Vitalempfindung* und das *Miasma*, auf das ich später ausführlich zurückkommen werde. Im Folgenden möchte ich auf die Frage eingehen:

Wie kann sich die *Vitalempfindung* zeigen?

Dabei geht es darum, zum einen die *verschiedenen Manifestationsformen der Vitalempfindung* kennen zu lernen und zum anderen, sich als Hintergrundinformation die *psychologischen Gesetzmäßigkeiten* bewusst zu machen, mittels derer die *Vitalempfindung* bei der Anamneseerhebung erkannt werden kann, wenn sie sich in verzerrter oder versteckter Form äußert.

Weitere Fragen im Zusammenhang mit der *Vitalempfindung* lauten:

Woher weiß ich, dass ich mich auf der Ebene 5 befinde? Wie und woran kann ich die *Vitalempfindung* sicher erkennen?

Auf diese beiden Fragen werde ich im Kapitel ›Anamnesetechnik‹ eingehen.

Die *verschiedenen Manifestationsformen der Vitalempfindung* lassen sich am einleuchtendsten am Beispiel einer Pflanzenfamilie erläutern: Dazu greife ich als Beispiel die Compositen (Korbblütler) heraus: Die führende Empfindung bei den **Compositen** ist das **Gefühl der Verletzung, der Verbrennung, der Verbrühung und im übertragenden Sinn der Beschimpfung und Beleidigung.** Eine solche Verletzung führt zu Angst vor Nähe, Berührung und Verletzung. Wenn eine Empfindung mit diesen oder ihnen inhaltlich gleichbedeutenden Formulierungen beschrieben wird, dann ist die ***Vitalempfindung direkt*** geäußert. Da sich die *Vitalempfindung* aber durch alle Ebenen des menschlichen Seins hindurch zieht, löst sie eine bestimmte Reaktion aus. So kann die *Vitalempfindung*, sich verletzt zu fühlen, den Impuls auslösen, selber jemand anderen verletzen, ihn schlagen und/oder beleidigen zu wollen, letztlich selbst ein grausames und heftiges Verhalten zu zeigen. Dies ist die ***aktive Manifestation der Vitalempfindung***. Umgekehrt führt ein aktiv verletzendes, verbales oder physisches Verhalten anderer dazu, dass sich die angegriffene Person verletzt fühlt. Insofern gilt, dass die *Vitalempfindung und die daraus resultierende respektive sie verursachende Aktion – wie zwei Seiten einer Medaille – immer das Gleiche und das Gegenteil darstellen.*

Die *Vitalempfindung*, sich verletzt zu fühlen, kann aber auch dazu führen, dass der Betreffende sich unempfindlich machen will, damit er die Verletzung nicht wahrnehmen muss. Diese ***passive Manifestation der Vitalempfindung*** ist bei den Compositen gekennzeichnet durch die Empfindungen ›Taubheit, Gefühllosigkeit, Benommenheit, Starre‹. Für die Anamneseführung ist es von Bedeutung, dass sich die die *Vitalempfindung* kennzeichnende Empfindung immer als **Polarität** darstellt. Das bedeutet, dass man den Pol der *Vitalempfindung*, den der Patient als erstes von sich aus anbietet, sehr umfassend explorieren muss. Eine Bestätigung und Präzisierung erfährt die sich darin abzeichnende *Vitalempfindung* erst durch ihren Gegenpol. Wichtig ist jedoch, dass man nicht zu früh nach dem Gegenpol fragt, weil er sich erst klar darstellt, wenn der Ausgangspol durch Anreicherung mit Bildern sehr deutlich geworden ist. Jayesh Shah hat dafür ein schönes Bild benutzt: Man lässt den Patienten den Luftballon erst aufblasen, bis er richtig groß und prall ist. Dann erst können Sie die Nadel nehmen und sie da hinein stechen, indem Sie fragen: ›Und wie ist das Gegenteil?‹ Die ***vierte Manifestation der Vitalempfindung ist die kompensierte Form***. Im Fall der Compositen würde ein Patient dann äußern können: ›Mir kann so leicht nichts etwas anhaben, ich bin belastbar und widerstandsfähig. Ich kann nicht nur viel einstecken, sondern auch noch andere davor schützen verletzt zu werden.‹ Ein Patient wird seine Empfindung spontan nicht in allen vier Formen, sondern im Regelfall lediglich in einer Manifestationsform äußern. Wichtig ist noch, dass eine *Vitalempfindung* nicht nur anhand einer Körperempfindung deutlich werden kann, sondern auch an einer Modalität.

Die vier Manifestationsformen der Vitalempfindung möchte ich anhand von Ausschnitten aus einer ***Fallgeschichte** meiner Praxis* beispielhaft verdeutlichen: In diesem Fall zeigten sich nicht alle Manifestationsformen während der Erstanamnese, sondern im Verlaufe der homöopathischen Behandlung: Die bei Erstanamnese 47-jährige Patientin suchte 2000 homöopathische Hilfe wegen unklarer Schmerzen im rechten oberen Sprunggelenk und Fuß. Im Rahmen der Vorbehandlung dieser Beschwerden mittels Injektionstherapie hatte sie dort ›unerträgliche‹, punktuell so heftige Knochenschmerzen entwickelt, dass sie kurz ohnmächtig wurde. Anschließend hatte sie das Gefühl, ›die Schmerzen seien ihr aus den Haarspitzen wieder heraus gekommen‹ (*direkte Manifestation der Vitalempfindung auf der physischen Ebene*). Ihre Arbeit erledigte sie immer zu ihrer Zufriedenheit. Sie ärgert sich über Kollegen, die nur Dienst nach Vorschrift machen. Sie tut die Dinge, die sie für erforderlich hält lieber selber, als dass sie große Reden schwingt (*direkte Manifestation der Vitalempfindung*). – Als Kind hatte sie bereits wenig geschlafen, denn ›ich hätte ja etwas vom Leben verpassen können.‹ Als sie ihr erstes Geld verdienen musste, um allein erziehend den Lebensunterhalt für sich und ihren Sohn zu verdienen, hat sie jahrelang nur 2 – 3 Stunden geschlafen. »Ich konnte und kann nicht still sitzen« (*aktive Manifestation der Vitalempfindung*). Als Erwachsene hatte sie eine abszedierende Unterkiefervereiterung mit Knochenbeteilung und Perforation durch die Wange nach außen. Sie erzählt, dass sie unter diesen Beschwerden sehr gelitten habe, aber sie sagt im nächsten Satz: ›Für so etwas hatte ich keine Zeit, das lief so nebenher.‹ (*aktive Manifestation der Vitalempfindung*). Nach dem tragischen, in ihren Augen auch ungerechtfertigten und plötzlichen Tod ihres Mannes im Januar 2004 sitzt sie wochen- und monatelang nur in der Wohnung herum, »starrt Löcher in die Luft und vergräbt sich« (*passive Manifestation der Vitalempfindung*), weint täglich stundenlang, tut nur das Nötigste. Zum ersten Weihnachtsfest ohne ihren Mann wollte sie ›mit niemand reden und niemand sehen‹: ›Ich rede mit meinem Mann, oder ich rede gar nicht. Ganz Wesentliches berede ich nur mit meinem Mann, sonst mit keinem.‹ ›Ich lebe weiter, ohne dass ich am Leben teilnehme.‹ (*passive Manifestation der*

Vitalempfindung). Miasmatisch war sie unter Malaria einzuordnen. Sie wurde in ihrer Arbeitsstelle ständig und so heftig *gemobbt*, dass sie einen Arbeitsrechtsprozess anstrengte. Sie hat mit ihrem Schicksal *gehadert*. Denn wie viel besser wäre ihr Leben verlaufen, wenn der Tod ihres Mannes verhindert worden wäre. Nach wiederholter Einnahme des Mittels *Colocynthis* (Miasma: *Malaria*, Familie *Violales*) sagt die Patientin: ›Ob etwas anderes schöner wäre, diese Frage erübrigt sich jetzt, weil mein Mann nicht mehr da ist.‹ (*kompensierte Manifestation der Vitalempfindung*).

(Violales:
Direkte Manifestation der *Vitalempfindung* auf der körperlichen Ebene: schneidend, messer-/dolchstichartig, lanzinierend, stechend.
Direkte Manifestation der *Vitalempfindung* auf der psychischen Ebene: Verärgerung, Verdruss, gestört. Hauptgefühl: will nicht gestört werden.
Passive Manifestation: Erschöpfung, mürrisch, will nicht gestört werden, will völlige Ruhe, meidet Menschen.
Aktive Manifestation: Reizbarkeit, wenn er gestört wird, gewalttätig, boshaft, wütend, ruhelos.
Kompensierte Manifestation: Ruhe, Gelassenheit, Stille.
Malaria-Miasma: intermittierende Störung, Belästigung, Blockade, Mobbing.)

Eine *Vitalempfindung* mit ihren vier verschiedenen Manifestationsformen, die sich im Wesentlichen in allen Bereich des Lebens eines Patienten wieder finden lässt, ist am ehesten typisch für die Familie der Pflanzen. Für die anderen Naturreiche - Mineralreich, Tierreich, Nosoden und Imponderabilien – gilt, dass in der Regel *mehrere Vitalempfindungen* anzutreffen sind. Im nächsten Abschnitt stelle ich dar, dass sich der Fokus der *Vitalempfindung* in jedem der aufgeführten Reiche auf etwas anderes konzentriert. Daran sind die Naturreiche auf der Ebene 5 deutlich von einander zu unterscheiden.

In der Praxis der Anamneseerhebung ist es mitunter schwierig die *Vitalempfindung* zu erkennen.

Dies liegt zum einen daran, dass sie sich – wie zuvor dargestellt – grundsätzlich in vier verschiedenen Manifestationsformen äußern kann.

In einer Anamnese zeigt sie sich in der Regel nicht spontan in allen diesen vier Erscheinungsformen. Zur eindeutigen Bestimmung der Vitalempfindung muss der Gegenpol zu der Vitalempfindung, die sich gezeigt hat, durch Befragen ermittelt werden. Denn jede Vitalempfindung ist durch eine Polarität gekennzeichnet.

Zum anderen spielen psychologische Gesetzmäßigkeiten eine Rolle. Denn sie beeinflussen ihrerseits, wie jemand seine Vitalempfindung zum Ausdruck bringt. Die Kenntnis dieser nachfolgend dargestellten relevanten Gesetzmäßigkeiten hilft die *Vitalempfindung* auch dann zu erkennen, wenn sie sich in versteckter oder verzerrter Form äußert.

Das *Prinzip der* ***Polarität*** dient zum einen der Bestimmung der *Vitalempfindung*, zum anderen verweist es auf einen unbewussten Aspekt der Persönlichkeit. *Denn gerade das Gegenteil von dem, was jemand (vehement) abstreitet, trifft (auch) zu:* Jeder von Ihnen kennt bestimmt Patienten, die ganz selbstbewusst behaupten, keine Angst zu haben. Zwischen den Zeilen bzw. in Äußerungen zu Bereichen geringerer Kompensation (Träume, Freizeitaktivitäten) wird während der Anamnese dann deutlich, wie viel Angst sie wirklich haben.

Mit dem Prinzip der Polarität ist das *Phänomen der* ***Projektion*** eng verknüpft. Es ist wichtig, sich seiner Tragweite bewusst zu sein, um eine Anamnese voll erschließen und um die *Vitalempfindung* ermitteln zu können. *Denn alles, was jemand wahrnimmt – Menschen, Gegenstände und Gefühle –, nimmt er nur wahr, weil es dafür in ihm eine Resonanz gibt, weil er darauf empfindlich ist. Dabei nimmt er alles in der für ihn typischen Weise wahr.*Beispiel: Man kann fünf Menschen die *Bild*-Zeitung des Tages zu lesen geben. Jeder wird etwas anderes daraus als das ihn am meisten Bewegende wiedergeben. Deswegen ist es wichtig, wenn Patienten von Büchern, Theateraufführungen oder Filmen erzählen, sie ›ihr‹ Buch, ›ihr‹ Theaterstück oder ›ihren‹ Film erzählen zu lassen und nicht zu sagen: ›Oh, ja, das Buch, den Film kenne ich auch.‹ Das, was der Patient dann schildert, reflektiert nämlich seine Empfindlichkeit gegenüber der bearbeiteten Thematik. Das gleiche gilt, wenn der Patient andere Personen beschreibt. Das ist gemeint, wenn man in der Psychologie sagt: ›Beschreibe Deine Feinde, und ich kenne Dich.‹ Beispiel: Sankaran hat eine Frau behandelt, die sich in der Anamnese bitterlich über ihren Mann beklagt hat, der ›so eifersüchtig und misstrauisch sei‹. Diese Frau hat dabei eine klare Schilderung von ihrer selbst gegeben. Daraufhin hat Sankaran ihr dieses Mittel gegeben, und es hat wunderbar gewirkt. (›The Sensation in Homoeopathy‹, S. 139)

Das Prinzip der Polarität und das Phänomen der Projektion zeigen sich auch sehr augenfällig am ***Gegensatzpaar Opfer und Täter***. Das Opfer erleidet durch den Täter, was Teil seines selbst ist, was es aber nicht lebt. Patienten, die ein Tiermittel benötigen, präsentieren sich mit ihrer Pathologie eher in der Rolle des Opfers, und sie können den Aggressor, unter dem sie leiden, sehr gut am Gegenüber beschreiben. Aber letztlich ist es ein ungelebter Teil ihrer selbst. In umgekehrter Richtung gilt das Gleiche: Der Täter hat eine Affinität zum Opfer, weil es ihm in der Regel unbekannte Aspekte seiner selbst spiegelt. Mit diesem Hintergrundwissen wird man ganz anders in die Anamneseerhebung gehen. Ein Patient kann z. B. über sich sagen: ›Die anderen trampeln immer auf mir herum, ich bin immer der Depp.‹ Erkundigt man sich dann nach den Bereichen geringerer Kompensation: ›Was machen Sie in Ihrer Freizeit?‹, dann ist man – nicht mehr – überrascht zu hören: ›Ich gehe spazieren, treffe meine Freunde, und ich mache Kampfsport.‹ Die nächste Intervention könnte dann sein: ›Erzählen Sie etwas über den Kampfsport, den Sie machen. Was interessiert Sie daran?‹ Dies kann einerseits die zuvor vehement abgestrittene Angst und andererseits das eigene Unterlegenheitsgefühl deutlich werden lassen.

Eine weitere Gesetzmäßigkeit ist als Hintergrundwissen ebenfalls bedeutsam: Abgesehen von Menschen, die intensiv psychologisch an sich gearbeitet haben, *behandeln Menschen sich selbst und andere so, wie sie behandelt wurden, bzw. so, wie sie gerne behandelt werden möchten.* Das bedeutet nichts anderes als dass die Grammatik der Seele besagt: Wenn z. B. Eltern streng waren, wird der Betreffende häufig auch streng zu sich und anderen sein. Sie können das an sich oder an anderen überprüfen. Wenn jemand nicht gezielt an solchen Mustern gearbeitet hat, wird man diese Gesetzmäßigkeit oft bestätigt finden. Und: Man behandelt andere oder auch Gegenstände so, wie man selbst gerne behandelt werden würde. Vielleicht können Sie beobachten, dass Sie anderen Geschenke machen, die Sie selber gerne hätten. Das gilt gleichermaßen für positive wie negative Absichten.

Abschließend möchte ich ein Beispiel von Sankaran herausgreifen, an dem die Bedeutung der vorab dargestellten Gesetzmäßigkeiten in mehrfacher Weise verdeutlicht wird: Eine Patientin mit einer ausgeprägten Lepraerkrankung an den Extremitäten sucht Sankaran auf. Sie erzählt, dass ihr Mann gelähmt sei. Ihr verheirateter Sohn betrieb einen Laden. Nach einem Streit mit letzterem verschwand ihre Schwiegertochter plötzlich für drei Jahre. Der Sohn der Patientin wurde anschließend depressiv. Die Patientin musste sich daraufhin völlig alleine um ihren gelähmten Mann, ihren depressiven Sohn, seine zwei Kinder und den Laden kümmern, und die Schwiegertochter, die sie jetzt am meisten gebraucht hätte, hatte die Patientin völlig im Stich gelassen. Die Patientin neigte dazu, aufbrausend und heftig zu werden. Im Laufe der Zeit starb ihr Mann, ihre Schwiegertochter kam zurück, und ihrem Sohn ging es wieder besser. Ihren Ärger wagte sie aber nicht mehr auszudrücken, weil sie befürchtete, die Schwiegertochter könnte wieder weggehen. In dieser Situation entwickelte die Patientin Lepra. (›The Sensation in Homoeopathy‹, S.135) Sankaran erläutert, dass die Hauptempfindung dieser Patientin darin bestehe, dass sie sich von Verwandten im Stich gelassen fühle. Die Patientin erhielt *Secale*, unter dem ihre Lepra ausheilte. Die Prüfungssymptome lauten: ›Delirium, lässt seine Verwandten im Stich‹ und ›Lässt seine Verwandten im Stich.‹ Die Prüfungssymptome drücken das Gegenteil der *Vitalempfindung* dieser Patientin aus. Dieses Beispiel verdeutlicht, dass beide gegenteiligen Aussagen letztlich die gleiche Empfindung beschreiben, allerdings von verschiedenen Standpunkten.

An diesem Beispiel kann verallgemeinernd gezeigt werden, dass dieses Verständnis psychologischer Gesetzmäßigkeiten zu einer Erweiterung der Materia medica führt. Denn die Prüfungssymptome sind lediglich die Reflektion des einen Pols, während der andere genauso wahr ist.

Die Kenntnis dieser Gesetzmäßigkeiten ist ein entscheidendes Werkzeug bei der Anamneseerhebung. Es ist wichtig, sie im Hinterkopf zu haben und mit ihnen wie mit einem Scanner ständig über die Aussagen des Patienten zu gehen, um die *Vitalempfindung* auch dann aufspüren zu können, wenn sie verborgen oder verzerrt ist.

2. Die Naturreiche

Im letzten Kapitel habe ich bereits darauf hingewiesen, dass sich der Fokus der *Vitalempfindung* in jedem der verschiedenen ***Naturreiche*** auf etwas anderes konzentriert, anhand dessen die Reiche auf der Ebene 5 deutlich von einander zu unterscheiden sind.

Der Fokus bei Patienten, die ein ***Mittel aus dem Mineralreich*** benötigen, liegt auf ***Struktur und Funktion.***

Das Periodensystem ist in Perioden (horizontale Reihen) und Stadien (vertikale Reihen) gegliedert. Es hat sich herausgestellt, dass jede Periode ihre eigene Thematik hat, unter der die Elemente ihren Mangel an Struktur bzw. ihre Angst vor Verlust an Struktur erleben. Entsprechend lassen sich die Elemente einer Periode anhand ihrer Stadienzugehörigkeit charakterisieren und unterscheiden. Darauf gehe ich im Kapitel ›Periodensystem‹ ausführlich ein.

Atome des Periodensystems, die in den Stadien 1 – 9 stehen, geben auf ihrer äußersten Schale leicht Elektronen ab, so dass sie zu Kationen werden. Als diese wären sie alleine nicht existenzfähig und haben daher die Tendenz, mit Anionen Salzverbindungen einzugehen. Entsprechendes gilt für die Atome der Stadien 11 – 17, die oft Bestandteile einfacher oder komplexer Anionen sind (Halogenide, Nitride, Phosphide, Oxide, Sulfide, etc.) und ihrerseits mit Kationen Salzverbindungen eingehen, um dadurch mehr Stabilität zu erlangen.

Menschen, die Mittel aus dem **Mineralreich** benötigen, erleben und beschreiben alle Aspekte ihres Lebens unter dem Gesichtspunkt von Struktur, die entweder vollständig oder unvollständig ist. Auf der Ebene der ***Vitalempfindung*** formulieren sie: **›Mir fehlt..., ich kann (nicht) ..., ich verliere..., ich bin unfähig zu...‹**

Mineralreich

Wie werden Patienten ihre *Beschwerden schildern,* die ein Mittel aus dem *Mineralreich* benötigen?

- Jemand beschreibt vielleicht, dass er sich **nicht vollständig** oder **vollwertig** fühlt, z. B. seit einer Trennung. Denn Trennungen und/oder Kündigungen sind Situationen, auf die diese Menschen empfindlich sind, und durch sie werden bei diesen Patienten die Beschwerden oft erst ausgelöst und manifest. Ein Partner wird in diesem Zusammenhang als jemand erlebt, der die eigene **Struktur komplettiert** und der betreffenden Person dadurch **Sicherheit** gibt.

- Jemand kann auch schildern, dass seine **Kenntnisse** (= Struktur) noch **nicht ausreichend** sind, um einer bestimmten Aufgabe gewachsen zu sein. Dies wird in seiner Vorstellung aber der Fall sein, wenn er noch diese und jene Ausbildung absolviert hat. Wenn jemand das Gefühl hat, dass seine Struktur noch nicht vollständig ist, dann stammt das führende Kation aus den Stadien 1 – 9. Denn die Kationen aus den Stadien links des Stadiums 10 benötigen etwas, um ihre Struktur zu komplettieren – entsprechendes gilt für Menschen, die Mineralien mit diesen führenden Kationen benötigen. Metalle, Kationen oder Anionen aus den Stadien 11 - 17, die hauptsächliche Bestandteile von Salzverbindungen sind, haben demgegenüber das Gefühl, etwas zu verlieren und demzufolge etwas unternehmen zu müssen, um die vorhandene Struktur zu erhalten. Beispiel: Ein Patient, bei dem ein Diabetes mellitus Typ I nach einem akuten hypoglykämischen Koma erstdiagnostiziert wurde, äußerte die Angst, das Augenlicht zu verlieren. Sein Mittel ist *Mercurius*, das in der 6. Periode in Stadium 12 steht. Die Krankheit, die in sein Leben eingebrochen ist, bedroht seine Struktur. Der gefürchtete Verlust der Sehkraft würde zum Verlust der Unabhängigkeit führen, die ein Charakteristikum der 6. Periode ist.
- Wie früher dargestellt, kann sich die *Vitalempfindung* im Prinzip auf jeder der sechs Energieebenen manifestieren. So kann z. B. ein Patient, der seine Beschwerden zunächst im Sinne von Fakten (Ebene 2) schildert, formulieren: ›Mein Hämoglobin ist erniedrigt.‹ – ›Ich verliere mein Gedächtnis.‹ oder: ›Ich trainiere mein Gedächtnis.‹ – ›Ich höre immer schlechter.‹ - ›Ich habe nicht die Kraft, um tief genug zu atmen.‹ Bereits diese Formulierungen reflektieren die *Vitalempfindung* dieser Patienten und geben Hinweise auf das Mineralreich.
- Entsprechend gibt es Schlüsselworte in den Anamnesen, die auf das jeweilige Naturreich hinweisen. Sie finden sie in der Tabelle am Ende dieses Kapitels zusammengestellt.

Pflanzenreich

Der Fokus bei Patienten, die ein *Mittel aus dem Pflanzenreich* benötigen, liegt auf der ***Empfindsamkeit***. Ein Mensch, der ein Mittel aus dem Pflanzenreich benötigt, reagiert in der für seine Pflanzenfamilie typischen Weise **empfindlich auf seine Umgebung** – wie eine Pflanze auf den Wechsel von Tag und Nacht, Regen und Sonne und den Wechsel der Jahreszeiten. Die Menschen verwenden daher häufig Formulierungen wie: **›Ich bin berührt von, beeinträchtigt durch ...‹ – ›Ich bin irritiert.‹** Einen Menschen, der ein Mittel aus dem Pflanzenreich benötigt, wird eine Situation beruhigen oder beunruhigen, aber er wird das nicht so formulieren, dass sie seine Struktur stabilisiert oder bedroht. Er wird ferner eine Beziehung nicht reflektieren als bedeutsam für seine Sicherheit, sondern eher als **angenehm** oder **unangenehm**.

Das, worauf sich die individuelle Empfindsamkeit bezieht, wird deutlich durch folgende Fragen: ***Was*** beeinträchtigt Sie? ***Was*** berührt Sie? Das können Lebensbedingungen und Umstände sein, wie Gerüche, Temperatur oder Lärm. Jemand, der ein mineralisches Mittel benötigt, kann sich ebenfalls durch Lärm gestört fühlen, aber er wird dies in Zusammenhang mit seiner Struktur und Funktion darstellen: ›Weil die Kinder im Hof so laut sind, kann ich mich nicht konzentrieren.‹ Demgegenüber kann ein Patient, der ein Mittel aus dem Pflanzenreich benötigt, formulieren: ›Ich habe nichts an meinem Partner auszusetzen, außer dass er in bestimmten Situationen schreit, und dann fühle ich mich unwohl.‹ Statt der Formulierung ›unwohl‹ wird der Patient wahrscheinlich das für seine Pflanzenfamilie typische Wort der *Vitalempfindung* verwenden.

Ein Patient wird nämlich alles, was er erlebt, in dem Licht sehen, das durch die Brille ›seiner Pflanzenfamilie‹ fällt: Jemand, der ein Mittel aus der Familie der bereits zitierten Compositen benötigt, wird alles als Verletzung erfahren – eine Trennung ebenso wie einen körperlichen Schmerz –, und er wird es mit entsprechenden Formulierungen beschreiben. Innerhalb einer Pflanzenfamilie kann die *Vitalempfindung* je nach Wahrnehmung – wie bereits am Beispiel der Compositen geschildert – in verschiedenen Manifestationsformen zum Ausdruck kommen: ›Ich bin verletzt.‹ (**direkte *Vitalempfindung***); ›Ich mache mich taub, um die Verletzung nicht zu spüren.‹ (**passive Manifestation der *Vitalempfindung***); ›Ich bin verletzt und will jetzt selbst verletzen.‹ (**aktive Manifestation der *Vitalempfindung***); ›Ich bin stabil, mich kann nichts umhauen.‹ (**kompensierte Form der *Vitalempfindung***).

Tierreich

Der Fokus bei Patienten, die ein *Mittel aus dem Tierreich* benötigen, liegt auf dem ***Überleben***. Ihre Frage ist nicht (mehr): ›*Was* beeinträchtigt mich?‹, sondern: ›***Wer*** beeinträchtigt mich?‹ Der andere ist das Problem bzw. wird von ihnen als solches erlebt. Demzufolge ist die Blickrichtung nach außen gerichtet.

Bedeutsam sind der ***Vergleich mit anderen*** *und die* ***Konkurrenz*** *mit ihnen*. Beim Vergleich mit anderen geht es immer um Fragen wie: ›Wer ist **stärker** und wer **schwächer**? Wer **siegt**, wer **verliert**? Wer ist **attraktiver**? Wer ist hübscher und wer hässlicher?‹ Demzufolge haben die Themen ***Attraktivität*** und ***Sexualität*** einen hohen Stellenwert im Hinblick auf die im Tierreich relevante ***Polarität*** *von* ***Dominanz*** *und* ***Unterlegenheit*** *respektive* ***Opfer*** *und* ***Täter***.

Es kann allerdings auch ein Hinweis darauf sein, dass jemand ein Mittel aus dem Tierreich benötigt, wenn sich jemand in *ständiger Auseinandersetzung mit sich selbst* erfährt, etwa im Sinne von sich selbst übertreffen oder über sich selbst hinauswachsen.

Mit diesen Hintergrundinformationen wird man eine Anamnese ganz anders hören. Wie wird sich ein Patient ausdrücken, der ein Mittel aus dem Tierreich benötigt?

- Einen Gruppenkonflikt wird jemand, der ein Mittel aus dem Tierreich benötigt, beispielsweise kommentieren: ›Ich bleibe nur in der Gruppe, wenn der andere geht.‹ Hier geht es um die *Polarität von Ich und Er.*
- Menschen, die ein Mittel aus dem Tierreich benötigen, werden sich häufig in der *Opferrolle* erleben und den übermächtigen *Täter* oder Gegner beschreiben. (Beispiel: ›Unser Familienthema lautet: Wir sind die armen Säue! Wir kriegen immer eins auf den Deckel.‹) Wenn eine Patientenschilderung so ausfällt, ist sie augenfällig für das Tierreich, aber man sollte auch die subtileren Varianten kennen: ›Es schnürt mich so zusammen. Es nimmt mir die Luft zum Atmen.‹ Der Gegner oder das Gegenüber muss also nicht personifiziert werden, sondern kann als etwas Unspezifisches, als eine unpersönliche Kraft erlebt werden. Das Gegenüber kann demnach auch die Gestalt einer unspezifischen Bedrohung annehmen.
- Patienten, die Mittel aus dem Tierreich benötigen, können ihre Beschwerden personifizieren als Wesen und damit die ***Polarität von Ich und Er*** respektive von ***Täter und Opfer*** ins Spiel bringen: (Beispiel: ›Wenn die Migräne kommt, dann haut sie mich um.‹)
- Oftmals schildern Patienten, die ein Mittel aus dem Tierreich benötigen, einen ***Prozess:*** Dieser spiegelt die Dynamik oder zumindest wesentliche Elemente der Dynamik der ***Überlebensstrategie*** des Tieres, von dem das gesuchte homöopathische Mittel stammt. Denn jedes Tier hat seine ihm eigene Überlebensstrategie, anhand derer die Tiere unterschieden werden können. Sie äußert sich darin, wie und welche Nahrung sie suchen, wie sie ihr Revier markieren und in welchen sozialen Bezügen sie leben. Die Herausarbeitung des Musters der Überlebensstrategie ist oft der Schlüssel zum Mittel.

Das, was in der theoretischen Übersicht, eindeutig und leicht erscheint, kann sich in der täglichen Praxis manchmal als sehr schwierige Differenzierung herausstellen. Als Beispiel möchte ich eine *Platina*-Anamnese herausgreifen, die Anlass zur Verwechslung mit einem Mittel aus dem Tierreich gegeben hat: Die Patientin hat in ihrem Leben nur begrenzt ihre Wünsche verwirklicht. Einer ihrer Wünsche war es, eine Familie und Kinder zu haben. Dafür hat sie mit der Geburt ihres ersten Kindes ihren Beruf aufgegeben. Mit fortschreitendem Lebensalter war sie mit ihrer Lebenskonstruktion weniger zufrieden, ohne dass ihr dies jedoch bewusst wurde. Ihr war die Hausarbeit zu viel, sie erlebte sich als Opfer ihrer Familie und erwartete dafür den Dank ihrer Kinder. Ihre Arbeit erlebte sie ständig als Berg. Sie konnte auch nicht abschalten und sich Muße und Freizeit gönnen. Stattdessen arbeitete sie – obwohl dies von keinem in der Familie weder verlangt noch erwartet wurde – ständig. Hinter diesem Verhalten stand die Vorstellung, dass sie alles, was sie tat, stets perfekt machen wollte. Denn sie hungerte nach Anerkennung, und sie erlebte es so, als würde sie ständig für ihre Leistung bewertet. Dabei verwechselte sie Anerkennung mit Liebe. Die Anforderung an sich, auf allen Ebenen perfekt sein zu wollen, war so gewaltig und übermächtig, dass dies nicht zu schaffen war. Sie fühlte sich davon erdrückt und war das Opfer ihrer Lebenskonstruktion.

Nosoden

Der Fokus bei Patienten, die eine *Nosode* benötigen, ist im Unterschied zu den Mitteln aus den vorab dargestellten Reichen nach innen gerichtet. Denn wie bei Mineralien, Pflanzen und den Tieren spiegelt sich die *Vitalempfindung* auch hier in der Ausgangssubstanz. Diese besteht in dem erkrankten Gewebe (Beispiel: Bacillinum) oder in Absonderungen desselben (Beispiel: Tuberkulinum, Medorrhinum). Der beherbergende (gesunde) Wirtsorganismus kann, muss aber nicht, in der Ausgangssubstanz enthalten sein.

Die ***Vitalempfindung*** beinhaltet die Reaktion und – da es sich dabei um Krankheiten und Krankheitsausscheidungen handelt – das ***Leiden*** des Erkrankten **an** dieser **speziellen Erkrankung**. Dies ist auch begrifflich deutlich zu unterscheiden von dem Gefühl des betroffenen Individuums, das individuell ist (Ebene 3), während das Leiden und das Empfinden als Reaktion auf die spezielle Erkrankung überindividuelle Züge (Ebene 5) trägt und damit auf die *Vitalempfindung* verweist. (Seminarmitschrift und Handout, Dres. Joshi, Mannheim, Mai 2007)

Die allen Nosoden gemeinsame ***Vitalempfindung*** kann in etwa beschrieben werden als die Empfindung, ›***dass etwas in mir nicht stimmt***. Ich nehme in mir eine Störung oder etwas Fehlerhaftes wahr, das nach einer Korrektur verlangt.‹ Damit ist der **Fokus** eindeutig **nach innen** gerichtet.

Diese *Vitalempfindung* kann sich in Formulierungen wie den folgenden spiegeln: ›Ein Virus hat mich angegriffen.‹ – ›Irgendetwas in mir hat zugelassen, dass die Viren eindringen konnten. Sie haben mich angegriffen.‹ – ›Der Fehler liegt in meinem System, dass ich diesen Angriff auf mein System nicht verhindert habe.‹ – ›Ich bin schwach, ich habe eine angeborene Schwäche. Ich bin nicht normal.‹ – ›Ich bin überempfindlich. Ich bin mit einer Überempfindlichkeit geboren.‹ – ›Mein System ist beschädigt.‹ – ›Wie kann ich diese Störung beheben?‹ – ›Ich spüre das Bedürfnis, diese Schwäche meines eigenen Systems zu korrigieren, um meine Gesundheit wieder zu erlangen, bzw. wieder herzustellen.‹ (Seminarmitschrift und Handout, Dres. Joshi, Mannheim, Mai 2007)

Der Patient erlebt sich im Falle der Nosoden als *Opfer* in Bezug auf seine Krankheit bzw. Störung und befindet sich daher in der Situation, *sich ständig mit anderen zu vergleichen*. Sein Motiv und sein Fokus sind dabei allerdings völlig anders als bei einem Patienten, der ein Tiermittel benötigt. Der Fokus ist bei Nosoden nach innen gerichtet, und der Vergleich erfolgt mit dem gesunden Maßstab: ›Was stimmt mit mir nicht? – **Im Vergleich mit jemand anderem bin ich schwächer und habe eine Störung.**‹

Ein Patient, der eine Nosode als homöopathisches Mittel benötigt, wird daher jede Situation und jede Erfahrung in seinem Leben durch die Brille der vorab dargestellten *Vitalempfindung* wahrnehmen.

Die *Polarität* wird bei den Nosoden reflektiert durch die *Begriffspaare: Krankheit – Ge-*

sundheit, Irrtum – Fehler, Veränderung – Korrektur, falsch – richtig. (Seminarmitschrift und Handout, Dres. Joshi, Mannheim, Mai 2007)

Die Unterscheidung zwischen den einzelnen Nosoden erfolgt aufgrund der Art und Weise sowie der Intensität, mit der ein Patient mit der als Manko erlebten Störung umgeht, d.h. mittels des Miasmas. Beispiele:

- *Medorrhinum*: – Sycotisches Miasma – Ein Patient, der Medorrhinum benötigt, wird alles daran setzen, seine Störung zu verbergen, oder sich betont so verhalten, dass deutlich wird, dass er sicher und über jeden Makel erhaben ist.
- *Tuberculinum:* – Tuberkulinisches Miasma – Ein Patient, der Tuberkulinum benötigt, wird die Situation, in der er sich befindet, als höchst beengend erfahren, so als gäbe es keinen Ausweg – und als sei er dazu verurteilt zu ersticken – es sei denn, es gelänge ihm in einer letzten Willens- und Kraftanstrengung, sich aus der sich zuziehenden Schlinge zu befreien.

Imponderabilien

Die Grundlage für die Verschreibung von *Imponderabilien* (Sonne, Mond, Magnet, Elektrizität, Laser, Infrarotlicht, ultraviolettes Licht, Gammastrahlen, Röntgenstrahlen, Radio) als homöopathische Mittel liefert die Heisenbergsche Unschärferelation: Elektronen haben einen gewissen Impuls, wenn sie sich bewegen. Während dieser Bewegung befinden sie sich in einem Raum, aber nicht an einem definierten Ort. Sobald man den Ort genau bestimmt, kann zum gleichen Zeitpunkt nicht der Impuls gemessen werden, und das Gleiche gilt auch umgekehrt.

Im Falle der Imponderabilien besteht eine **Beziehung zur Außenwelt**. Die Patienten erleben sich in ihrem Leben allerdings weder als unvollständig ohne einen Partner noch als Opfer gegenüber anderen Personen oder einem inneren krankhaften Zustand. Ihre innere Haltung ist vielmehr gekennzeichnet durch eine ***tiefe Akzeptanz,*** **dass die Dinge im Leben so oder anders sein können.** Diese Haltung kann den Hauch einer *Abgehobenheit* – ohne eine begleitende Arroganz – haben, denn in ihr spiegelt sich das *Gefühl einer außergewöhnlichen, höchsten Macht,* einer Macht, Strukturen zu durchdringen, riesige Distanzen mühelos zu überwinden und große Massen über diese Distanzen zu bewegen, Macht, etwas hervorzubringen, Macht, Leben hervorzubringen. In ihrem Wesen haben Patienten, die diese Mittel benötigen, häufig sehr milde Züge bzw. eine bemerkenswerte Toleranz gegenüber einer anderen Geisteshaltung. Sie können sich vernachlässigt fühlen, wenn ihre Macht nicht wahrgenommen und/oder gewürdigt wird.

Die *Polarität* bei Imponderabilien besteht zwischen *Materie und Energie.*

In den *folgenden Tabellen* finden Sie für die einzelnen Reiche sowohl die hinweisenden als auch die *charakteristischen Schlüsselworte.* An dieser Stelle möchte ich im Zusammenhang mit dem bisher Dargestellten einige praktische Hinweise geben:

Im Rahmen der Anamneseführung werde ich sie noch vertiefen. Bereits hier möchte ich jedoch die deutlich Warnung aussprechen, beim ersten Mal, wenn man das Wort ›*Halt*‹ oder ›*Sicherheit*‹ in einer Anamnese hört, zu meinen, man könne jetzt schon sicher sein, dass dieser Patient ein mineralisches Mittel benötigt. Diese Worte können einen ersten Hinweis darauf geben. Sie sind tatsächlich der Einstieg in die Vertiefung der Anamnese, um herauszufinden, ob sich weitere Hinweise für ein mineralisches Mittel finden lassen oder nicht.

Auch mit Schilderungen des Patienten, dass er sich ›*gefangen fühlt*‹, ist man in der Anamnese alles andere als fertig, sondern erst am Anfang. Denn sich ›gefangen zu fühlen‹ ist ein Bild (Ebene 4). Auf der Ebene 4 sind noch alle Möglichkeiten offen, weil die Einordnung in die Reiche erst auf Ebene 5 erfolgen kann. Je nachdem, aus welchem Reich das homöopathische Heilmittel stammt, das ein Patient benötigt, wird er sein Gefühl, ›gefangen zu sein‹, ganz anders beschreiben.

Wenn Sie in einer Anamnese so weit sicher sind, dass Ihr Patient ein Mittel z. B. aus dem Pflanzenreich benötigt, dann gilt es, die für ihn typische *Vitalempfindung* in allen seinen Lebensbereichen zu bestätigen und dabei dafür wach zu sein, dass sie nicht nur direkt, sondern sowohl in der aktiven als auch in der passiven Reaktion sowie in der Kompensation anzutreffen sein kann. Im Idealfall ist es möglich, anhand der Hauptbeschwerde *Vitalempfindung* und *Miasma* und damit auch das Mittel zu finden. Es gibt allerdings auch genügend Anamnesen, in denen dies nicht möglich ist, und in denen man in Bereichen minderer Kompensation (Träume, Interessen, berufliche Tätigkeit, biographische Episoden, Ängste, Ärger) oder/und in den Modalitäten die erforderlichen Hinweise und Bestätigungen findet.

Bei Menschen, die Mittel aus dem Pflanzenreich benötigen, zieht sich am ehesten *eine Vitalempfindung* mit Abwandlungen durch die gesamte Anamnese. Bei Patienten, die mineralische Mittel oder solche aus dem Tierreich benötigen, ist das jedoch nicht der Fall. Bei ihnen wird die Anamneseführung eher *mehrere Vitalempfindungen* aufdecken.

Die Naturreiche I

	Mineralreich	***Pflanzenreich***	***Tierreich***
Vitalempfindung	Struktur	Empfindung	Überleben
	Jede ***Periode*** hat ihre eigene Thematik, und jedes ***Stadium*** seine eigenen Charakteristika.	Die Vitalempfindungen und die entsprechenden Reaktionen darauf sind für *jede Pflanzenfamilie spezifisch* und unterschiedlich.	Die Unterreiche – d.h. Familien und Gattungen –, unterscheiden sich durch ihre *unterschiedlichen Überlebensstrategien*
Frage	Was vermisse ich? Was verliere ich? Wieweit ist meine Struktur entwickelt, bzw. inwieweit reicht meine jetzige Struktur aus, um meine Aufgaben zu bewältigen? Was muss ich tun, um meine Struktur zu bewahren?	Was beeinträchtigt/ berührt mich?	Wer beeinträchtigt mich?
Themen	Das Problem des Patienten wird als ein inneres Problem erfahren oder als eine Unangemessenheit in ihm. Der Betreffende erfährt etwas in sich als fehlend oder als etwas, was er verlieren könnte. Struktur und Funktion	Bestimmte Bedingungen aus seiner/ihrer Umgebung, d.h. von außen, beeinträchtigen ihn/sie. Es stört sie nicht ihr Mann, aber sein Schreien. Empfindsamkeit, Sensitivität (Die Pflanzen passen sich den Veränderungen ihrer Umgebung an, d.h. sie haben eine Empfänglichkeit für Veränderungen in ihrer Umgebung, wie den Wechsel von Regen und Sonne oder den Tag-Nacht-Rhythmus.)	ICH oder ER; ICH gegen MICH Der andere ist das Problem. Der andere beeinträchtigt mich. Konkurrenz: Wer ist der Bessere/Stärkere von uns beiden? Schilderung eines Prozesses Dominanz – Unterlegenheit Angriff – Verteidigung Täter – Opfer Attraktivität Freiheit Sexualität

Die Naturreiche II

	Mineralreich	*Pflanzenreich*	*Tierreich*
Vitalempfindung	Struktur	Empfindung	Überleben
Manifestationen			
auf der Ebene der **Vitalempfindung**	Mir fehlt … Ich verliere … Ich bin unfähig zu …	Ich bin berührt von … Ich kann nicht ertragen, dass … Ich bin verletzt durch … Ich bin empfindlich gegenüber … Ich bin irritiert durch … Ich bin geschockt von …	Ich bin schwächer/ stärker als der andere.
auf der Ebene der **Reaktion**	Ich muss dafür sorgen, dass ich ganz werde. Ich muss erhalten, was ich habe.	Weil ich verletzt bin, muss ich mich betäuben, um den Schmerz nicht zu spüren, oder ich muss selber dem anderen eine Verletzung zufügen.	Ich muss mich unterordnen oder den anderen bezwingen.
im Kontext von **Situationen**	Etwas führt dazu, hat dazu geführt, dass ich ganz geworden bin, oder dass mir etwas entzogen wurde.	Etwas hat mich aufgeregt oder beruhigt.	Ich fühle mich besser oder schlechter bzw. stärker oder schwächer als die anderen.
in Bezug auf **Beziehungen**	Was bringt mir die Beziehung? Diese Person gibt mir Sicherheit. Jene Leute rauben mich aus. Trennungen (privat oder beruflich) beeinträchtigen diese Menschen sehr, und sie werden oft als Bruch erlebt. Das, was sie bei anderen als fehlend erleben, ist die Projektion ihres eigenen Mangels.	Was bewirkt dieser Kontakt bei mir? Er ist entweder angenehm oder unangenehm.	Wer von uns beiden wird gewinnen bzw. überleben oder verlieren bzw. sterben? – In Beziehungen können sie sich als Opfer fühlen: Die anderen verfolgen mich, mobben mich, quälen mich, beherrschen mich, denken, sie sind besser…
in Bezug auf die **Beschwerden**	Mein Hämoglobin ist erniedrigt. Ich verliere mein Gedächtnis. Ich habe nicht die Kraft, tief genug zu atmen. Ich habe Angst, blind zu werden.	Die körperlichen (oder seelischen) Beschwerden werden in der Reflektion der jeweiligen Sensation der zugehörigen Pflanzenfamilie erfahren als Druck, Zusammenpressen, Verletzung, Schock ... Ich kann die Schmerzen nicht ertragen (Papaveraceae). Ich fühle mich traurig, bzw. ich bin freudig erregt.	Die Beschwerden werden oft personifiziert. Der Patient spricht von ihnen als von einem eigenständigen Wesen, das stärker ist als er, das ihn angreift, ausschaltet, seine Freiheit beschneidet, o. ä.

Die Naturreiche III

	Mineralreich	*Pflanzenreich*	*Tierreich*
Vitalempfindung	Struktur	Empfindung	Überleben
Schlüsselworte	***Nicht-Menschen-spezifisch:*** Rückgrat, Halt, Grundlage, Entwicklung, wie ein Fels, felsenfest, grundlegende Struktur, unorganisiert ***Menschen-spezifisch:*** Sicherheit, im Griff haben, Kraft, Stärke, Wachstum, Festigkeit, dauerhaft, vorhersagbar, Schwäche, brüchig, zusammenbrechen, quantifizieren, kategorisieren, analysieren, Statistik, Statik, Lot, Zeitplan, pünktlich, auf eigenen Füßen stehen, Füße, Verwandte, tote Anverwandte, Gesellschaft, Familie, Job, Viereck, Rechteck, Dreieck, Prozentsatz, Menge, Gewichte (Tonne, kg), Schaubild, Kurve, Vorsicht, Konstruktion, Verlust, Termine	angenehm – unangenehm, eng, dicht, zusammengeschnürt, steif, unbeweglich, gereizt, begeistert, irritiert, gestört, verletzt, schockiert, verwirrt, benebelt, hängen an, ohne Verbindung, zusammen, getrennt, Vergnügen, Erregung, Stimulation, Langeweile	Vergleiche: größer – kleiner stärker – schwächer dominant – unterlegen attraktiv – langweilig schön – hässlich Gegenüberstellung: Ich – der andere Ich – die anderen

Die Naturreiche IV

	Nosoden	*Imponderabilien*
Vitalempfindung	›System‹-Fehler	Energie
	Jede Nosode hat ihre eigene, und zwar die ihrem Miasma entsprechende Art und Weise, mit ihrem Systemfehler umzugehen.	Die Energiequalität jeder Imponderabilie wird auf die ihr typische Weise in der Darstellung des Patienten reflektiert.
Frage	Was ist gestört in meinem System? Wie kann ich meine Schwäche überwinden? Was kann ich tun, um mein fehlerhaftes System zu korrigieren?	Wie kann ich diese Energie utilisieren?
Themen	• Der Fokus ist ***nach innen*** gerichtet. • Polarität: ***Krankheit – Gesundheit:*** • Fehler – Korrektur • Korrekt – inkorrekt • Problem – Behebung • Irrtum – Abänderung • Der Patient erlebt sich als ***Opfer in Bezug auf seine Krankheit.*** • s***tändiger Vergleich mit anderen***	• Es liegt immer eine ***Außenorientierung*** vor. • Polarität: ***Energie – Materie:*** • Schwäche – Autonomie • Bewegungslosigkeit – Macht/Allmacht

Schlüsselworte	Fehler, Korrektur, Problem, Behebung, Irrtum, Abänderung, korrekt, inkorrekt Gesundheit, Krankheit, Schwäche, Kraft, Vermögen, besser, schlechter, zerfallen, faulig, verrotten	Energie, Kraft, kosmisch, Universum, ›Gott‹ oder vergleichbare Formulierungen für übernatürliche Kräfte, die nicht durch Menschen beeinflusst werden können. missachtet, verletzt, verloren, unabhängig, ungebunden

Die Naturreiche V

	Nosoden	*Imponderabilien*
Vitalempfindung	›System‹-Fehler	Energie
Manifestationen		
auf der Ebene der **Vitalempfindung**	Der Patient ist beeinträchtigt, geschwächt, überempfindlich, angegriffen durch z. B. ein Virus/Bakterium.	Der Patient spürt eine große Energie und Klarheit. Er spürt die Fähigkeit, riesige Distanzen zu überwinden und etwas Neues hervorzubringen.
auf der Ebene der **Reaktion**	Der Patient will die Schwäche überwinden, Gesundheit wiederherstellen, um dadurch das Bakterium/das Virus/die Gewebsveränderung aus seinem System zu eliminieren.	Diese Energie muss er materialisieren.
im Kontext von **Situationen**	Etwas hat dazu geführt, dass der Patient im Inneren eine Störung hat, die sein System schwächt.	Es gibt eine tiefe Akzeptanz kosmischer Gegebenheiten, die in Bezug auf die alltägliche Realität wie eine Abgehobenheit anmutet, ohne dabei durch Arroganz gekennzeichnet zu sein.
in Bezug auf **Beziehungen**	Der Patient erlebt sich als fehlerhaft, wobei seine Interaktionen in Beziehungen durch die Qualität (= Miasma) der jeweiligen Nosode gefärbt sind.	Patienten, die Imponderabilien benötigen, sind in ihrem Wesen oft gekennzeichnet durch sehr milde Züge und/ oder eine bemerkenswerte Toleranz gegenüber anderen Geisteshaltungen. Sie können sich aber vernachlässigt und verletzt fühlen, wenn ihre Macht nicht wahrgenommen und/oder gewürdigt wird.
in Bezug auf die **Beschwerden**	Leiden des Patienten an dieser speziellen, durch seine Nosode gekennzeichneten Erkrankung: Etwas in ihm • stimmt nicht, • ist schwach, fehlerhaft, • anormal, • beeinträchtigt, • verschlechtert sich und verlangt nach einer Korrektur.	

3. Miasmen

Bisher habe ich die *Vitalempfindung* als Kernelement der neuen Methode herausgestellt. Denn nur mittels der zugehörigen *Vitalempfindungen* auf Ebene 5 ist die eindeutige Zuordnung zu dem jeweiligen Naturreich, den Unterreichen und schließlich die Ermittlung der Ausgangssubstanz für das homöopathische Heilmittel möglich. Es sei an dieser Stelle noch einmal darauf hingewiesen, dass die *Vitalempfindung* nur dann zu ermitteln ist, wenn Krankheit vorliegt.

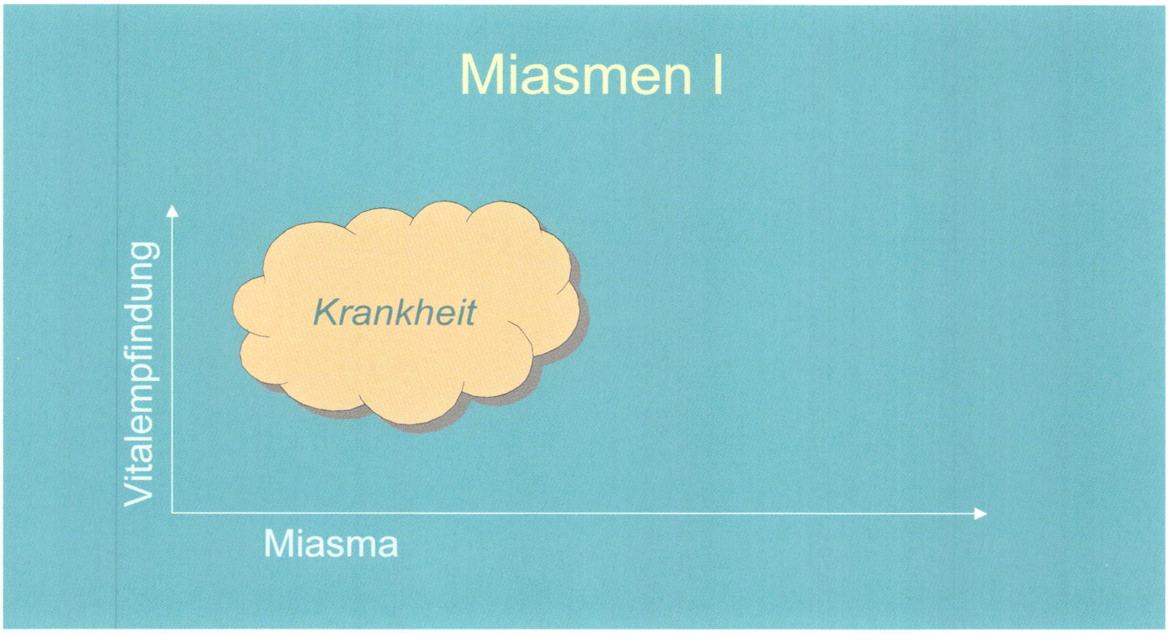

Die *Vitalempfindung* ist jedoch nicht der einzige Aspekt, den man benötigt, um das homöopathische Mittel zu ermitteln. Der zweite Aspekt ist das *Miasma*. ***Vitalempfindung*** und ***Miasma*** sind die beiden **untrennbaren Attribute des Phänomens Krankheit** – so wie süß und klebrig die beiden untrennbaren Attribute von Honig sind. Diese beiden Attribute verhalten sich wie die X- und Y-Koordinaten, mit denen sich das Mittel ermitteln lässt. Sie sind die Grundlage der Entwicklung von der symptombezogenen zu einer systematischen Homöopathie, ja sie sind die Koordinaten einer systematischen Homöopathie.

Während die *Vitalempfindung* die Frage nach dem ›*Was*‹ der Krankheit beantwortet, wird mit dem *Miasma* das ›*Wie*‹ reflektiert.

Die *Vitalempfindung* erhält man auf die Frage: ›*Was ist die Beschwerde des Patienten?*‹

Miasmen II

Krankheit ist der Schnittpunkt zwischen
- Vitalempfindung: *Was* erlebt der Patient?
- und
- Miasma: *Wie* erlebt es der Patient?

Sie sind die beiden untrennbaren Attribute oder Aspekte des Phänomens Krankheit.

Beispiele für eine Antwort können sein:
- eine Migräne, die mich umhaut
- ein zusammenschnürender Schmerz
- ein Mangel an roten Blutkörperchen
- ein Stich wie von einem Messer im Rücken

Die weitere Exploration führt auf der Ebene 5 zum einen zu einer Empfindung, für die charakteristisch ist, dass sie ***›nicht-Menschen-spezifisch‹ (non human specific)*** ist, und sie führt zum anderen zu den Reichen, den Unterreichen der Ausgangssubstanz (Quelle). Im **Unterschied** zum ***Miasma*** ist die ***Vitalempfindung*** oft von einer charakteristischen, die **Empfindung spiegelnden Geste begleitet**.

Beim *Miasma* geht es um die Frage: *›Wie erlebt der Patient seine Krankheit, bzw. seine Beschwerden?‹* Denn darin, wie jemand seine Krankheit erlebt, spiegelt sich auf individuelle Weise die menschliche Dimension seiner Krankheit. Somit ist das ***Miasma*** – im Unterschied zur *Vitalempfindung* – ***›Menschen-spezifisch‹ (human specific).***

Der Begriff *Miasma* war und ist in der Homöopathie oft Anlass zu Verwirrung, wenn nicht sogar zu Streit. Denn er steht seit der Erstverwendung durch Hahnemann für unterschiedliche Konzepte. Wer den Begriff *Miasma* im Munde führt, sollte immer gleichzeitig angeben, in welchem *Miasmen*-System er sich bewegt, damit man weiß, womit man es zu tun hat. (*Miasma* ist im Alltag dem Begriff *Auto* vergleichbar. Dahinter verbergen sich verschiedene Arten von mehrrädrigen Fortbewegungsmitteln wie LKW, Bus, PKW sowie innerhalb dieser Arten ganz unterschiedliche Marken.)

Sankaran meint mit *Miasma* eine ***Bewältigungsstrategie:*** Wie geht der Patient mit seiner Krankheit respektive seiner Beschwerde um? Dabei reflektiert der Begriff ***Miasma*** sowohl die **Intensität**, mit der jemand etwas wahrnimmt, oder die **Tiefe seiner Erfahrung** als auch das begleitende Maß an **Hoffnung** bzw. **Hoffnungslosigkeit** und **Isolation**. Demzufolge gilt es zu betonen, dass eine gegebene Krankheit nicht notwendigerweise auf das *Miasma* des betroffenen Patienten hinweist. (Beispiel: Wenn jemand wegen Warzen in Behandlung kommt, bedeutet das nicht, dass sein *Miasma* die Sykose ist.) Im Unterschied zur *Vitalempfindung* kann das ***Miasma*** auf **jeder Ebene wahrgenommen** werden, und es wird im Regelfall **nicht** von einer **Geste** begleitet.

Sankaran hat 2006 auf die entsprechende Frage in Goa geantwortet, dass es sich für ihn auch nach jahrelanger Praxis bewährt hat, mit zehn Miasmen (= Bewältigungsstrategien) zu arbeiten (und nicht mit einer geringeren oder größeren Anzahl).

Die Bezeichnungen der Miasmen orientieren sich an Namen von Krankheiten. Dabei finden die drei Grundmiasmen, die Hahnemann in die Homöopathie eingeführt hat, als Bezugselemente Verwendung: Das *psorische*, das *sykotische* und das *syphilitsche* Miasma. Darüber hinaus hat Sankaran noch das *akute* Miasma eingeführt. Die übrigen sechs Miasmen seines Konzeptes sind Mischformen aus diesen vier Grundmiasmen.

Nachstehend werde ich die einzelnen Miasmen vorstellen und dabei jeweils auf folgende Aspekte eingehen:

- Wie wird die Situation erlebt? Wie ist die Intensität des Erlebens?
- Wie ist die Geschwindigkeit?
- Wie groß ist das Ausmaß der Hoffnung, mit der der Patient eine gegebene Situation erlebt?
- Welche sind typische Schlüsselworte?
- Welche homöopathischen Medikamente sind beispielhaft dem jeweiligen Miasma zuzuordnen?
- Welche Beispiele, bzw. welche Situationen würden beispielhaft dieses Miasma verdeutlichen?

Akutes Miasma

Bei dem *akuten Miasma* handelt es sich um eine Strategie, die jemand entwickelt, der Situationen seines Lebens so erlebt, als müsse er sich einem **plötzlich** und **eruptiv** aufbrechenden Ereignis stellen. Dieses hat als weitere Kennzeichen, dass es **heftig**, **gefährlich** und auch **hoch dramatisch**, ja selbst **lebensbedrohlich** ist bzw. sein kann – wie beispielsweise ein Überfall oder ein Terroranschlag, aber diese Situationen sind vorübergehender Natur. Auf eine solche Situation kann der Betreffende auf verschiedene Art und Weise reagieren: Auf beispielsweise eine Bedrohung mit einem Messer kann er weglaufen und flüchten, oder aber er kann sich der Gefahr stellen, das Messer nehmen und selber zustechen. Diese Reaktion läuft oft in Form einer automatischen Handlung (Instinktreaktion) ab. Die Haltung des Patienten ist demzufolge entweder von Panik oder Schock oder von beherztem Handeln gekennzeichnet. In dem Maß, wie die Angst sehr groß ist – bis zur Todesangst –, ist auch umgekehrt die Hoffnung im *akuten Miasma* von allen Miasmen am größten. Denn nach dem bedrohlichen Ereignis ist alles vorbei: nämlich entweder durch eigenen Tod oder durch die völlige Wiederherstellung der Ausgangssituation.

Schlüsselworte für das *akute Miasma* lauten:

akut, plötzlich, heftig, gefährlich, panisch, instinktiv, hilflos, Alarm, Flucht, Furcht, Terror.

Folgende bekannte Mittel gehören u. a. zum *akuten Miasma: Arn, Bell, Acon, Verat.*

Psora-Miasma

Eingangs sei noch einmal darauf hingewiesen, dass das *Psora-Miasma* bei Sankaran nichts mit dem zu tun hat, was Sie bisher unter diesem Begriff bei Hahnemann, Ortega oder Masi gelesen haben.

Im Gegensatz zum *akuten Miasma* entwickelt sich die belastende Situation, die die Reaktionsform des *psorischen Miasmas* auslöst, **langsam**, und sie hat eine **dauerhafte** Qualität. Die Situation stellt für den Betreffenden eine Herausforderung dar, der er sich stellen und die er mit Anstrengung überwinden kann oder die er meiden kann, weil sie seine Selbstzweifel mobilisiert hat, die ihn von vorneherein aufgeben lassen. Die erste Reaktionsmöglichkeit kann Ehrgeiz und Durchhaltevermögen hervorrufen und die zweite Gleichgültigkeit und Faulheit. Da die gegebene Situation im Rahmen der Möglichkeiten einer Person bei entsprechendem Einsatz zu bewältigen ist, ist das *Psora-Miasma* grundsätzlich von Hoffnung gekennzeichnet, aber es besteht ein Schwanken zwischen Hoffnung und Selbstzweifel. Solche Situationen stellen Aufgaben bzw. Ziele dar, die ›machbar‹ sind, aber dafür einen mehr oder weniger großen Einsatz erfordern, wie der Bau eines Hauses oder das Anstreben einer Beförderung.

Die ***Schlüsselworte*** sind demzufolge:

Anstrengung, Mühe, Hoffnung, Vertrauen, Schwierigkeit und Angst.

Folgende bekannte Mittel gehören zum *Psora-Miasma: Calc-c, Lyc, Sulph, Cupr, Ferr, Graph, Kali-c, Nat-c, Psor.*

Sykotisches Miasma

Mit dem *Psora-Miasma* hat das *sykotische Miasma* gemeinsam, dass die belastende Situation eine dauerhafte Qualität hat, aber im Unterschied zu erstem ist der Patient im ***sykotischen Miasma*** auf die Situation **fixiert.** Positiv ist, dass die Situation gutartig ist, d.h. sie wird den Betreffenden nicht umbringen, wie das beim *akuten Miasma* der Fall sein kann. Die Fixierung besteht im *sykotischen Miasma* darin, dass der Patient seine Einschränkung oder sein Manko akzeptiert und sich folglich damit arrangiert oder darin einrichtet. Gleichzeitig besteht das

Bestreben, dieses Manko, die eigene Unfähigkeit oder die mangelnde Bereitschaft, sich einer Schwierigkeit zu stellen, nach außen zu verbergen. Dies kann auch in der Form geschehen, dass der Betreffende überkompensiert, ›dick aufträgt‹ und vermittelt, er habe alles im Griff: ›Alles easy! Geben Sie mir noch eine Aufgabe und noch eine, ich mache das alles!‹ Das sind die Bluffer. Die Situation ist also nicht hoffnungslos, aber es gibt eine gewisse Resignation. Im Unterschied zum *Psora-Miasma* hat der Betreffende hier wegen mangelnder Fähigkeiten seine Anstrengungen zur Überwindung der Herausforderungen eingestellt. Somit hat das *sykotische Miasma* auch zu tun mit den Themen Verdrängung und Schuld. Neben den Bluffern gehören Hochstapler genauso zum *sykotischen Miasma* wie Schulverweigerer oder Menschen, die den Arztberuf ohne Ausbildung ausüben. Zugeordnete Erkrankungen sind z.B. Asthma und Gicht.

Schlüsselworte sind:
Einschränkung, Fixierung, Verheimlichen, Geheimniskrämerei, Verbergen, Schuld, Sich-bloß-gestellt-fühlen, fixierte Schwäche, Vermeiden, Akzeptieren, Überkompensieren.
Von den *bekannten Mitteln* gehören *Thuj, Nat-s und Med zum sykotischen Miasma*.

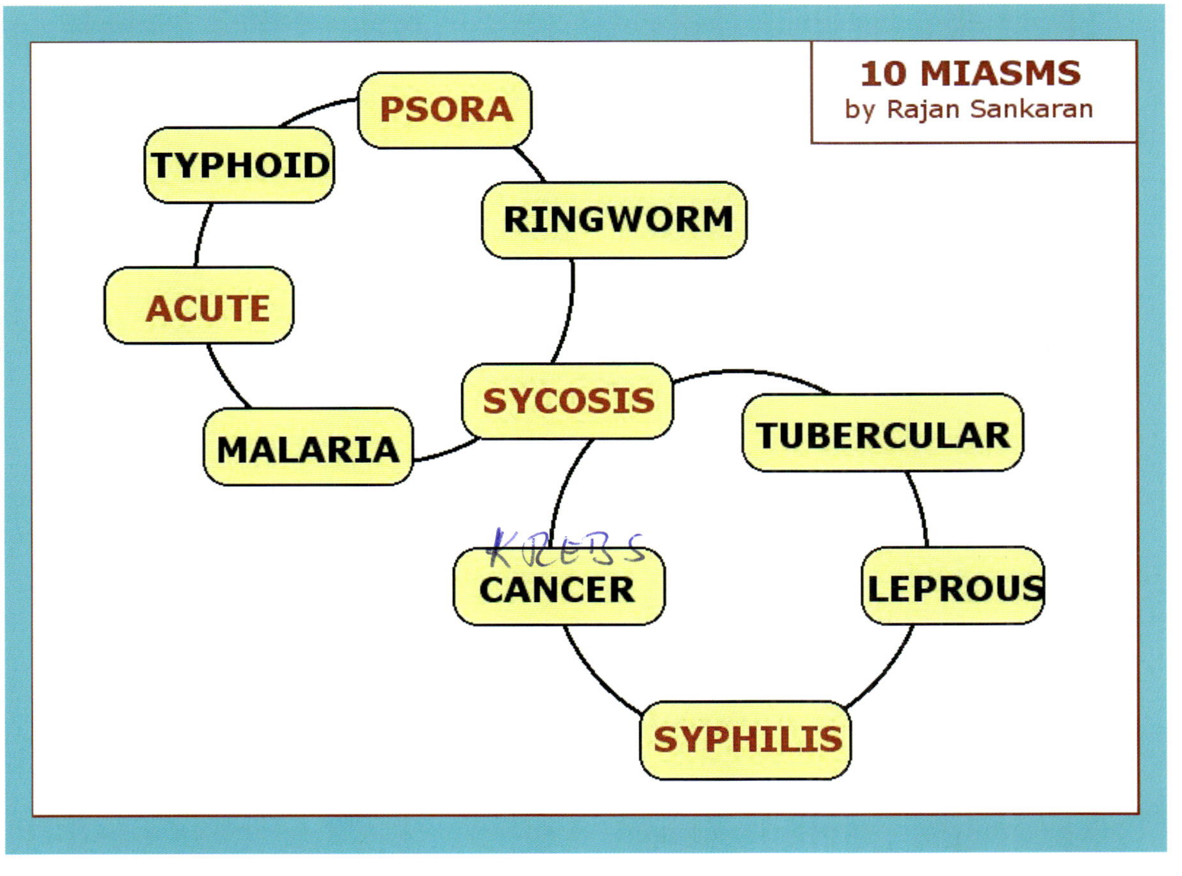

Syphilitisches Miasma

Im Schaubild von Rajan Sankaran sind die Miasmen um das *sykotische Miasma* als Zentrum angeordnet. Alle Miasmen, die links und oberhalb des *sykotischen Miasmas* angeordnet sind, haben in Bezug auf ihre Bewältigungsstrategie relativ viel Hoffnung, während bei den Miasmen, die rechts und unterhalb des *sykotischen Miasmas* angeordnet sind, das Ausmaß der Hoffnungslosigkeit und Isolation zunimmt, und zwar um so mehr, je mehr man sich auf dem Kreis nach rechts und unten bewegt. Die belastende Situation beim ***syphilitischen Miasma*** hat eine dauerhafte Qualität, sie ist **destruktiv** und **tödlich**, weil sie ausweglos ist. Beispiele für solche Situationen sind Herausforderungen, die nicht zu bewältigen sind, denen sich der Betreffende aber stellt, wie etwa der Kapitän eines sinkenden Schiffes, der als letzter von Bord geht, weil er die Verantwortung für alle hat. Ein anderes Beispiel ist Pater Maximilian Kolbe, der sich im KZ Auschwitz freiwillig gegen den zum Tode verurteilten Franciszek Gajowniczek austauschen ließ. Syphilitisch ist auch die Situation, in einem brennenden Haus eingeschlossen zu sein. Syphilitisch war die Situation für die Insassen der Flugzeuge, die am 11.9.2001 in die Türme des World Trade Center gesteuert wurden, und die sich per Handy von ihren Angehörigen verabschiedeten. Solche Situationen sind gekennzeichnet von extremer Verzweiflung und Hoffnungslosigkeit. In dem Moment, wo ich mich der Situation stelle, kann sie eine Qualität von ›Durchhalten um jeden Preis‹ – bzw. sich ›opfern/weihen für einen höheren Zweck‹ bekommen. Ihr Gegenpol ist von einer tiefen Resignation gekennzeichnet. Weil dann Hoffnungslosigkeit und Isolation zunehmen, engt sich der eigene Handlungs- und Erlebnisspielraum ein, wie z.B. im Falle einer Überschuldung. Solche vor allem emotional empfundenen Einengungen können die Ausgangskonstellation für einen Suizid darstellen: ›Ich sehe keine Lösung mehr. Das Leben, so wie ich es führe, bietet mir keine Perspektiven mehr. Ich kann nicht mehr in der Identität bleiben, in der ich derzeit lebe. Den einzigen Ausweg, diese Identität zu verlassen, sehe ich darin, dass ich mich umbringe.‹ Wenn die Aggression nicht gegen sich selbst gerichtet wird sondern gegen andere, dann ist Homizid eine weitere Manifestationsform des *syphilitischen Miasmas*. Klinisch sind es Krankheiten wie Leukämie, Krebs, M. Hodgkin und Multiple Sklerose.

Die ***Schlüsselworte*** sind demzufolge: Zerstörung, Verwüstung, Hoffnungslosigkeit, Ende, Einsamkeit, total, Suizid, Mord, unmöglich.

Von den *bekannten Mitteln* gehören *Plat, Aur, Merc, Plb und Fl-ac zum syphilitischen Miasma.*

Die folgenden Miasmen sind *Mischformen* der bisher vorgestellten Grundmiasmen.

Typhoides Miasma

Das *typhoide Miasma* liegt zwischen dem *akuten* und dem *psorischen Miasma*. Das ist beispielsweise eine Situation mit einer dauerhaften, aber nicht hoffnungslosen Belastung, in die eine akute heftige Störung plötzlich hereinbricht. Der Betreffende wird aus einer gewissen Ruhe aufgeschreckt, für ihn entsteht eine **Krise**. Dies ist auch das Schlüsselwort für dieses Miasma. Die Situation ist dringend und erfordert von ihm ein rasches und sofortiges Eingreifen, um eine Verschlimmerung zu vermeiden. Dies kann ein Wasserrohrbruch sein. Oder: Schräg gegenüber dem eigenen Geschäft, das man in den vergangenen Jahren ganz gut ans Laufen gebracht hat, eröffnet ein Konkurrent seinen Laden. Auf die Situation kann man hilflos reagieren und demzufolge Hilfe einfordern, wie z. B. bei dem Wasserrohrbruch, oder sie erfordert von dem Betreffenden eine adäquate Anstrengung. Obwohl die Krise nicht einer gewissen Dramatik entbehrt, ist die Situation nicht hoffnungslos, weil die Krise mit entsprechender eigener Anstrengung oder fremder Hilfe zu meistern ist. Wenn der Ausgangszustand wieder hergestellt ist, kann sich derjenige, der nach dem Muster des *typhoiden Miasmas* reagiert, wieder entspannen. Weitere Beispiele sind ein begrenzter Verlust von Aktien sowie der Verlust der gesamten Papiere und Scheckkarten und auf der körperlichen Ebene Brechdurchfall, azetonämisches Erbrechen oder eine Pneumonie.
Das ***Schlüsselwort*** heißt ›Krise‹.
Folgende bekannte Mittel sind typische Vertreter dieses Miasmas: *Nux-v, Bry, Rhus-t* und viele Säuren, aber nicht *Fl-ac*.

Malaria-Miasma

Das *Malaria-Miasma* ist zwischen *akutem* und *sykotischem Miasma* angesiedelt. Eine **dauerhafte Einschränkung**, die **resignierend akzeptiert** wird – *sykotisches Miasma* – wird immer wieder **durch** eine **akute Situation gestört**: *Akutes Miasma*. Während die dauerhafte Einschränkung resignierend akzeptiert wird, führt die Störung durch die zusätzliche akute Belastung dazu, dass der Betreffende im *Malaria-Miasma* darunter leidet und sich über seinen Zustand beklagt. Situationen, die das Strickmuster des *Malaria Miasmas* tragen, sind z. B. unglückliche Beziehungen sowie Mobbing, denn die Störung des Wohlbefindens passiert immer wieder, immer wieder, immer wieder … Die Reaktion auf die Störung kann allerdings auch so aussehen, dass sich der Betreffende in eine nicht vorhandene, bessere Realität phantasiert: ›Wie gut würde es mir gehen, wenn ich endlich geschieden wäre!‹ – ›Wie froh wäre ich, wenn ich nicht mehr da, sondern dort arbeiten würde!‹ – Damit ist die Hoffnung im *Malaria-Miasma* bereits deutlich geringer als in den zuvor dargestellten Miasmen. Das Grundtempo

ist eher gemäßigt und wird gestört durch plötzlich einsetzende Attacken, wie dies bei der Malaria-Erkrankung der Fall ist, von der der Name dieses Miasmas entlehnt wurde. Bei der Malaria setzen die Fieberattacken auch plötzlich und heftig ein, und sie kommen immer wieder. Entsprechungen für Konstellationen, die zwar eine gewisse Kontinuität haben, die aber immer wieder eine Unterbrechung erfahren, sind auf der körperlichen Ebene Koliken, rheumatische Erkrankungen, Migräne und Neuralgien.
Die ***Schlüsselworte*** sind: intermittierend gestört, verfolgt durch Störungen, Angriff, Belästigung, Schikane, Behinderung, Qual, Verfolgung, Blockade, Unglück, theoretisieren.
Typische Vertreter für dieses Miasma sind beispielsweise: *Chin, Coloc, Colch* und *Eup-per.*

Ringworm-Miasma

Das *Ringworm-Miasma* steht zwischen *Psora-Miasma* und *sykotischem Miasma*: Die belastende Situation ist einerseits **dauerhaft und fixiert** – *sykotisches Miasma* –, und andererseits gibt es **immer wieder Anstrengungen** zur **Überwindung dieser Situation**: *Psora-Miasma*. Dabei ist die Geschwindigkeit der Reaktion weder in die eine noch in die andere Richtung sehr hoch. Die für das *Ringworm-Miasma* kennzeichnende Situation ist zwar weder bedrohlich noch destruktiv, aber das eigentliche Problem bleibt trotz der Bemühungen bestehen. Dadurch wird die Hoffnung immer gleichzeitig von Zweifeln begleitet. Die Zweifel sind hier stärker als im reinen *Psora-Miasma,* wodurch die Hoffnung im *Ringworm-Miasma* gedämpft wird.

Der Wechsel zwischen Tun und Nichtstun, zwischen Anstrengung und Aufgeben findet sich bei Menschen, die (immer wieder) versuchen abzunehmen, oder die (immer wieder) versuchen, das Rauchen aufzugeben.
Demzufolge sind die ***Schlüsselworte:*** Versuch, versuchen, probieren, Anstrengung, aufgeben, akzeptieren, abwechseln, Hin und Her, irritiert sein.
Die folgenden homöopathischen Mittel gehören unter anderen zum *Ringworm-Miasma: Calc-sil, Calc-s, Mag-s, Fagu und Viol-t.*

Krebs-Miasma

Das *Krebs-Miasma* befindet sich zwischen *sykotischem* und *syphilitischem Miasma*. Die **dauerhaft fixierte Situation** des *sykotischen Miasmas* und die **absolute Hoffnungslosigkeit** und Isolation des *syphilitischen Miasmas* können im inneren Erleben zu einer Situation führen, die von dem Betreffenden als chaotisch erlebt wird. In dieser Situation muss er eine übermenschliche Anstrengung erbringen, um das Chaos unter **Kontrolle** zu bringen, oder er kapituliert und versinkt im Chaos. So kann ich mir vorstellen, dass die Reaktionsweise von jemand, der ein Messi ist, auch dem karzinosinischen Miasma zuzurechnen ist, weil dieses Verhalten genau den Gegenpol der Kontrolle darstellt. Derjenige jedoch, der eine übermenschliche

Anstrengung erbringt, um das Chaos zu bewältigen, hat eine sehr hohen Anspruch an sich, die erforderlichen Mühen auf sich zu nehmen, um das Chaos zu bewältigen; und es besteht Hoffnung, dass ihm dies gelingen kann. Deswegen steht das *Krebs-Miasma* im unteren Kreis des Schaubildes von allen Mitteln am weitesten links. Situationen, in denen **übermenschliche Anstrengungen** von den Betreffenden erbracht werden, können sich ergeben, wenn jemand neben seinem Beruf und der Familie noch schwer pflegebedürftige Angehörige versorgt. Eine andere Situation, die immer wieder im Zusammenhang bei der Vorstellung des Arzneimittels *Carcinosinum* unterrichtet wird, ist die, dass jemand – meistens eine Tochter – im Kindesalter die kranke oder verstorbene Mutter ersetzen musste, d.h. ein Kind musste nicht kindgemäße Aufgaben übernehmen. Menschen, die ein *homöopathisches Mittel aus dieser Gruppe* benötigen – wie *Carc, Ars, Con, Ign, Staph* – sind in der Lage, diese Herausforderungen zu meistern.
Die ***Schlüsselworte*** sind: Kontrolle, Perfektion, Erwartungen, Ordnung, Chaos, übermenschlich, über die eigenen Grenzen gehen.

Tuberkulinisches Miasma

Das *tuberkulinisches Miasma* liegt zwischen *sykotischem* und *syphilitischem Miasma*. Durch die **extreme Hoffnungslosigkeit** des *syphilitischen Miasmas* wird die **Einschränkung** des *sykotischen Miasmas* als sehr viel extremer und zugespitzter erlebt, nämlich als **beklemmend, bedrängend und erstickend**. Auf dem unteren Kreis befindet sich das *tuberkulinische Miasma* rechts angeordnet, weil die Verzweiflung und die Hoffnungslosigkeit größer sind als in allen bisher beschriebenen Miasmen mit Ausnahme des *syphilitischen Miasmas*. Die Situation wird als sehr beengend erlebt. Die Patienten vergleichen ihre Situation damit, als befänden sie sich in einem Tunnel. Die Beklemmung nimmt dabei stetig zu, denn beim *tuberkulinischen Miasma* spielt die **Zeit** im Unterschied zum *Krebs-Miasma* eine entscheidende Rolle. Die Erfahrung der Beklemmung beruht auch darauf, dass alles ein **Wettlauf gegen die Zeit** ist. Als Situationen kann man sich die Sicherungsmaßnahmen gegen das steigende Elbehochwasser, die Rettung von Arbeitern von der brennenden Bohrinsel Piper Alpha oder aus einem einstürzenden Bergwerk, eine Reanimation, oder eine Notoperationen bei perforierten Bauchaortenaneurysma oder bei akutem subduralem Hämatom vorstellen. Alle wissen, dass jede Minute zählt. Der Ring zieht sich zu. Jemand, der Situationen in seinem Leben durch die Brille des *tuberkulinischen Miasmas* erlebt, hat das Gefühl, dass er sich entweder mit letzter Kraft und äußerster Anstrengung befreien kann, oder dass er verloren ist, wenn ihm dies nicht gelingt.
Schlüsselworte sind: Hektik, Aktivität, fruchtlose Aktivität, Wechsel, Veränderung, intensiv, Freiheit, Bedrückung, ersticken, Einengung, Falle, einschließen, einsperren.
Typische Mittel für dieses Miasma sind *Tub, Phosphor*-Verbindungen, *Coff, Zinc, Insekten.*

Lepra-Miasma

Das *Lepra-Miasma* liegt zwischen dem *tuberkulinischen Miasma* und dem *syphilitischen Miasma*. Daraus ergibt sich, dass das Ausmaß der **Hoffnungslosigkeit und Verzweiflung** in diesem Miasma gegenüber den zuletzt vorgestellten Miasmen deutlich zunimmt. Die Leprakrankheit war der Namensgeber für dieses Miasma. Die Leprakranken wurden und werden bekanntlich wegen der Ansteckungsgefahr, aber in erster Linie wegen ihres abschreckenden Anblicks, ausgegrenzt. Sie werden an den Rand der Stadt verbannt, damit niemand sie sehen muss. Sie erregen Ekel und Abscheu. Sie gelten als dreckig und schmutzig. Das Gefühl der **Isolation** und **Verlassenheit** ist sehr groß.

Verhalten im Sinne des *Lepra-Miasmas* ist überall da anzutreffen, wo **Ausgrenzung** praktiziert wird, z. B. Ausgrenzung von Ausländern in Asylantenheimen oder von Behinderten in entsprechenden Einrichtungen oder Wohnbereichen. Im klinischen Bereich sind dies z. B. Folgezustände nach Schlaganfall, nach SHT oder das Ebola-Fieber.

Auf die mit dem *Lepra-Miasma* gekoppelte Thematik des Sado-Masochismus möchte ich noch eingehen: In Goa hat Sankaran 2005 einen Fall von *Falco-p* vorgestellt. Es handelte sich um einen Mann, der seine Ehefrau vergewaltigte. – Die Falken werden seit Hunderten von Jahren vom Menschen zum Jagen abgerichtet, d. h. der Mensch missbraucht(e) sie, indem er ihnen die natürliche Beute, die sie gejagt haben, abnimmt und sie durch Frischfleisch ersetzt. Dieser Missbrauch spiegelte sich bei dem Patienten, solange er in seiner Pathologie war. Gegenüber seiner Frau war er in der Rolle des Täters, während er sich in seiner Vorgeschichte in der Rolle des Opfers erfahren hatte. (Wenn das Thema des Sado-Masochismus auftaucht, kann es sich auch um das *syphilitische Miasma* handeln.) Wenn jemand Gewalt ausübt, befindet er sich gegenüber dem anderen in der überlegenen Position, während er der Unterlegene ist, sobald er die Gewalt erleidet. Ein Sadist kann den eigenen verletzten Teil in sich nicht wahrnehmen und muss sich deswegen an diesem Teil mittels der Verletzung und des Leidens des anderen ergötzen. Sobald der Betreffende mit seinem verletzten Teil wirklich in Berührung kommt, hört die Sado-Masochismus-Wippe auf. Für das *Lepra-Miasma* und wahrscheinlich auch für das *syphilitische Miasma* ist zudem ein Schwarz-Weiss-Denken kennzeichnend, d. h. das Fühlen und Erleben in Extremen: Die Betreffenden schildern ihre Lebensumstände oder etwas in ihrem Leben als faszinierend, phantastisch oder als schrecklich, grausam und fürchterlich. Grautöne dazwischen gibt es nicht. Wenn Sie so etwas in den Schilderungen eines Patienten hören, kann das hinweisend auf das *Lepra-Miasma* (oder das *syphilitische Miasma*) sein. Beim *Lepra-Miasma* spielt das Tempo keine besondere Rolle. Wegen der großen eigenen Verzweiflung und des geringen Selbstwertes sind Gewalttätigkeit und Obszönität wichtige Kennzeichen dieses Miasmas.

Schlüsselworte sind:

Unterdrückung, Hoffnungslosigkeit, Verzweiflung, Erstickung, Isolation, ausgegrenzt, ausgestoßen, abgeschottet sein, isoliert von der Gesellschaft, verflucht, verachtet, zurückgestoßen,

Ekel, Abscheu, beißend, ziehend, Sadismus – Masochismus, schwarz – weiß.
Typische Mittel für dieses Miasma sind z. B. viele *Iod*-Salze, *Led, Sep.*

Für die praktische Arbeit mit den Miasmen möchte ich abschließend darauf hinweisen, dass sich in den Schilderungen eines Patienten nicht nur klare Hinweise für ein einziges Miasma finden lassen, sondern Elemente verschiedener Miasmen. Insbesondere finden sich Elemente der Miasmen, aus denen ein gegebenes Miasma zusammengesetzt ist oder Elemente einzelner oder mehrerer Miasmen, die sich in der Reihenfolge der Miasmen links von dem gesuchten Miasma befinden (*Psora-Malaria-Ringworm-Sykose-tuberkulinisch-Krebs-Lepra-Syphilis*). Außerdem hat die Erfahrung gezeigt, dass das *Lepra-Miasma* und das *Malaria-Miasma* einerseits sowie das *Krebs-* und das *Ringworm-Miasma* andererseits leicht verwechselt werden können.

Die Miasmen I

Die Vitalempfindung kann nur wahrgenommen werden im Falle von Krankheit: Ein Gesunder oder ein Geheilter nimmt keine *Vitalempfindung* wahr.
Die beiden Koordinaten (systematische Homöopathie) oder Attribute von Krankheit sind Vitalempfindung und Miasma. Die Krankheit befindet sich im Schnittpunkt von *Vitalempfindung* und *Miasma*. *Vitalempfindung* und *Miasma* sind untrennbar miteinander verbunden.
Die Krankheit bestimmt nicht das Miasma. (Das Vorhandensein von Warzen verweist nicht zwingend auf die Sykose).

	Vitalempfindung	***Miasma***
Kennzeichen	Was? Was ist die Empfindung? Was empfindet der Patient? non human specific nicht-Menschen-spezifisch	Wie? Wie intensiv empfindet der Patient seine Beschwerde? Menschen-spezifischer Blickwinkel der Krankheit mit zwei Aspekten: • Intensität des Wahrnehmens Tiefe der Erfahrung (Akuität, Stärke und *Intensität der Wahrnehmung*) begleitende Einstellung des Kranken Grad seiner Verzweiflung • *Bewältigungsstrategie* Wie gehe ich mit der Situation um?
Ebene	kann nur auf Ebene V wahrgenommen werden	kann auf jeder Ebene wahrgenommen werden
Naturreiche (kingdoms)	Die Vitalempfindung ermöglicht die Zuordnung zu den Naturreichen.	

Die Miasmen II

Alle Miasmen links des *sykotischen Miasmas* sind gekennzeichnet durch sehr viel mehr Hoffnung als alle Miasmen rechts davon. Die Miasmen der rechten Seite sind in unterschiedlichem Ausmaß von Hoffnungslosigkeit und Destruktivität gekennzeichnet.

	Akutes Miasma	**Psora-Miasma**
Ereignis	plötzlich eruptiv aufbrechend, heftig, gefährlich, hoch dramatisch, lebensbedrohlich, aber vorübergehend	Die belastende Situation hat eine dauerhafte Qualität. Die Herausforderung erzeugt Stress und Selbstzweifel hinsichtlich der eigenen Fähigkeiten zur Bewältigung.
Reaktion	+: Flucht +: automatische Reaktion, akutes Handeln –: Schock – Lähmung: kindliches Sich-Klammern-an	+: Mit Anstrengung kann ich die Schwierigkeit überwinden. –: Ich gebe auf, bin gleichgültig, faul, inaktiv, will mich der Anstrengung nicht aussetzen.
Geschwindigkeit	rasant	langsam
Hoffnung	sehr groß: Nach dem Ereignis ist alles vorbei, entweder durch eigenen Tod oder völlige Wiederherstellung.	Die Situation ist lösbar im Rahmen meiner Möglichkeiten, wenn ich mich anstrenge.
Haltung des Patienten	Panik, Schock beherztes Handeln	Schwanken zwischen Hoffnung und Selbstzweifel
Schlüsselworte	akut, plötzlich, heftig, gefährlich, panisch, instinktiv, hilflos, Alarm, Flucht, Furcht, Terror	Anstrengung, Mühe, Vertrauen, Schwierigkeit, Hoffnung, Angst
Medikamente	Arn, Bell, Acon, Verat	Calc-c, Lyc, Sulph, Cupr, Ferr, Graph, Kali-c, Nat-c, Psor
Situation	Überfall, Terroranschlag	Eine Aufgabe bewältigen, die ›machbar‹ ist, oder ein ebensolches Ziel erreichen: ein Haus bauen, die Beförderung auf die nächste Stufe anstreben.

Die Miasmen III

	Sykotisches Miasma	*Syphilitisches Miasma*
Ereignis	Die belastende Situation hat die Qualitäten: dauerhaft – wie im Psora-Miasma – sowie zusätzlich fixiert und unabänderlich. Aber die Situation ist gutartig, sie wird mich nicht umbringen.	Das Miasma steht am äußersten rechten Rand des Schemas. Damit ist die belastende Situation dauerhaft, destruktiv und tödlich, weil ausweglos.
Reaktion	+: Ich akzeptiere das Manko, die Einschränkung in mir, und arrangiere mich damit. Gleichzeitig verberge ich es nach außen. –: Wegen mangelnder Fähigkeit meinerseits habe ich meine Anstrengungen zur Überwindung eingestellt, oder: –: Ich übertreibe und tue so, als ob ich alles im Griff hätte.	+: Ich stelle mich der ungeheuren Aufgabe, selbst wenn ich an ihr und der mit ihr verbundenen Verantwortung zerbreche. (Kapitän eines sinkenden Schiffes) –: Ich kapituliere angesichts der Ausweglosigkeit. Ich resigniere mit der Folge Depression oder ich richte die Aggression gegen mich (Suizid) oder andere (Homizid).
Geschwindigkeit	langsam	langsam und schnell (grundsätzlich sind beide Tempi möglich)
Hoffnung	Es ist grundsätzlich Hoffnung da, die Situation ist nicht ausweglos.	extreme Verzweiflung und Hoffnungslosigkeit gleichzeitig extremes Gefühl von Isolation (Gefühl, alleine auf der Welt zu sein)
Haltung des Patienten	vermeiden der Anstrengung verbergen des eigenen Mankos, der Unfähigkeit vorbeugen	durchhalten Resignation Aggression gegen sich bzw. andere
Schlüsselworte	Einschränkung, Fixierung, verheimlichen, Geheimniskrämerei, verbergen, Schuld, sich bloßgestellt fühlen, fixierte Schwäche, vermeiden, akzeptieren, überkompensieren	Zerstörung, Verwüstung, Hoffnungslosigkeit, Ende, einsam, total, Suizid, Mord, unmöglich
Medikamente	Thuj, Med, Nat-s	Fl-ac, Plat, Aur, Merc, Plb
Situationen	Legasthenie, Hochstapler, Menschen, die als Ärzte agieren, aber keine sind – Asthma, Gicht.	sinkendes Schiff, eingeschlossen in einem brennenden Haus, Überschuldung – Leukämie, Krebsleiden, M. Hodgkin, Multiple Sklerose

Die Miasmen IV – Die Zwischenmiasmen

	Thyphoides Miasma zwischen akutem und psorischem Miasma	*Malaria-Miasma zwischen akutem und sykotischem Miasma*
Ereignis	Die Situation ist gekennzeichnet durch ein zeitlich begrenztes, plötzliches und lebensbedrohliches Ereignis wie im akuten Miasma, das aber – wie im psorischen Miasma – durch Anstrengung überwunden werden kann: also eine Krise.	Die Akuität kommt intermittierend als ein kurzzeitiger Angriff (s. Fieberattacke bei der namen-gebenden Malaria) in eine Situation, die – wie in der Sykose – durch eine dauerhafte Fixierung gekennzeichnet ist.
Reaktion	+: kurze intensive Anstrengung zur Überwindung der Krise –: Wenn die Hilflosigkeit durchschlägt, fordere ich dringend Hilfe ein, um die Krise zu überwinden.	+: phantasieren über ein besseres Los: Wie wäre es, wenn ... in meinem Leben dies und jenes nicht wäre bzw. anders wäre. –: sich schicken in die eigene unglückliche Lage und sich darüber beklagen
Geschwindigkeit	Es ist eine dringende Situation; sofortige Abhilfe ist nötig.	Das Grundtempo ist langsam; es wird durch plötzlich einsetzende Attacken unterbrochen.
Hoffnung	Grundsätzlich besteht Hoffnung. Durch Überwindung der Krise kann der Ausgangszustand wiederhergestellt werden.	Grundsätzlich ist Hoffnung da, aber sie ist gering.
Haltung des Patienten	Er ist alarmiert, fühlt sich in seiner Ruhe aufgestört, die er wieder hergestellt wissen will.	Das Miasma ist im wesentlichen durch den sykotischen Aspekt des Akzeptierens seiner misslichen Lage gekennzeichnet.
Schlüsselworte	Krise	intermittierend gestört, verfolgt durch Störungen, Angriff, Belästigung, Schikane, Behinderung, Qual, Folter, Verfolgung, Blockade, Unglück, theoretisieren
Medikamente	Bry, Rhus-t, Nux-v, viele Säuren mit Ausnahme von Fl-ac	Chin, Coloc, Colch, Eup-per
Situationen	Aktienabsturz, Eröffnung eines Konkurrenzgeschäftes in der Nachbarschaft, Verlust/Diebstahl der gesamten Papiere – Brechdurchfall, Lungenentzündung, Azetonerbrechen	ungeliebter Job, unglückliche Beziehung, Mobbing – Kolik, Malaria, Rheuma, Migräne, Trigeminusneuralgie

Die Miasmen V – Die Zwischenmiasmen

	Ringworm-Miasma zwischen psorischen und sykotischem Miasma
Ereignis	Seitens des sykotischen Elements ist die Situation dauerhaft und fixiert, seitens des psorischen Elements gibt es immer wieder Anstrengungen diese Situation zu überwinden. Die Situation ist weder hoch bedrohlich noch sehr destruktiv. Trotz der Bemühungen bleibt das Problem bestehen.
Reaktion	Wechsel zwischen Tun – Nichtstun sowie zwischen Bemühen/Anstrengung – Aufgeben Patienten suchen mittels ihrer Arbeit, ihres Verhaltens, ihres Auftretens und Aussehens nach Aufmerksamkeit und Anerkennung.
Geschwindigkeit	weder besonders langsam oder besonders schnell
Hoffnung	viel Hoffnung und gleichzeitig starker Zweifel
Haltung des Patienten	Neben der Hoffnung ist der Zweifel stärker als im psorischen Miasma.
Schlüsselworte	Versuch, versuchen, probieren, Anstrengung, aufgeben, akzeptieren, ab-wechseln, Hin und Her, irritiert sein
Medikamente	Calc- Sil, Calc-s, Mag-s, Fagu, Viol-t
Situationen	gute Vorsätze pflegen, Anstrengung zum Abnehmen, Versuch, das Rauchen einzustellen – juckendes Ekzem

Die Miasmen VI – Die Zwischenmiasmen

	Krebs-Miasma zwischen sykotischem und syphilitischem Miasma	***Tuberkulinisches Miasma zwischen sykotischem und syphilitischem Miasma***
Ereignis	Die Situation ist gekennzeichnet durch die Kombination der Fixiertheit des sykotischen Miasmas und der Destruktivität des syphilitischen Miasmas. Die Person erlebt die Situation in der Tiefe als Chaos, das aus der Kontrolle und in die Destruktion zu geraten droht.	Das tuberkulinische Miasma ist wie das Krebs-Miasma zwischen sykotischem und syphilitischem Miasma angesiedelt. Die Intensität der Empfindung und der Verzweiflung sind hier größer. Die Situation wird als beklemmend, erstickend, einengend bzw. wie in einer Falle sitzend erlebt.
Reaktion	+: Die Personen haben eine hohen Anspruch an sich selbst, sie unternehmen eine übermenschliche Anstrengung, gehen weit über ihre Grenzen, um das Chaos unter Kontrolle zu bringen und die Destruktion abzuwenden. –: Alles droht im Chaos zu versinken.	+: Entfaltung von hektischer Aktivität, um dem drohenden Tod zu entkommen. –: Burn-out infolge ständiger Hektik und konstanter Veränderung.
Geschwindigkeit	Tempothematik steht nicht im Vordergrund.	Hektik: Es gibt einen deutlichen Zeitfaktor: Wettlauf gegen die Zeit
Hoffnung	Es besteht Hoffnung darauf, die Kontrolle herstellen zu können.	Die Hoffnung nimmt kontinuierlich ab und die Verzweiflung zu.
Haltung des Patienten	übermenschliche Anstrengung	hektische Aktivitäten mit der Absicht, sich zu befreien
Schlüsselworte	Kontrolle, Perfektion, Erwartungen, Ordnung, Chaos, übermenschlich, über die eigenen Grenzen gehen	Hektik, Aktivität, fruchtlose Aktivität, Wechsel, Veränderung, intensiv, Freiheit, Bedrückung, ersticken, Einengung, Falle, einschließen, einsperren
Medikamente	Carc, Ars, Con, Ign, Staph	Tub, Phosphor-Verbindungen, Coff, Zinc, Insekten
Situationen	Stark pflegebedürftige Angehörige sind neben beruflicher Tätigkeit zu Hause zu pflegen. Ein Kind, das im Haushalt die verstorbene Mutter ersetzen soll. Ohnmacht, Krampfanfall	Rettung von einer brennenden Bohrinsel (entkommen vor der Explosion), Reanimation, Notoperation bei Aortenaneurysma, bei akutem Schädel-Hirn-Trauma.

Die Miasmen VII – Die Zwischenmiasmen

	Lepra-Miasma zwischen tuberkulinischem und syphilitischem Miasma
Ereignis	Das Miasma ist dem syphilitischen sehr nahe.
Reaktion	–: Resignation, Rückzug
Geschwindigkeit	Tempo spielt keine ausgesprochene Rolle.
Hoffnung	Es besteht keine Hoffnung, stattdessen Hoffnungslosigkeit, Verzweiflung und Zerstörung sowie gleichzeitig ein Gefühl, isoliert und verlassen zu sein.
Haltung des Patienten	Verzweiflung, Gewalttätigkeit, geringer Selbstwert, geringe Selbstachtung
Schlüsselworte	Unterdrückung, Hoffnungslosigkeit, Verzweiflung, Erstickung, Isolation, ausgegrenzt, ausgestoßen, abgeschottet sein, isoliert von der Gesellschaft, verflucht, verachtet, zurückgestoßen, Ekel, Abscheu, beißend, ziehend, Sadismus - Masochismus, schwarz – weiß
Medikamente	viele Iod-salze, Led, Sep
Situationen	Ausgrenzung von Ausländern in Asylantenheimen, von Behinderten in entsprechenden Einrichtungen – schwere SHT-Folgezustände, Ebola-Fieber

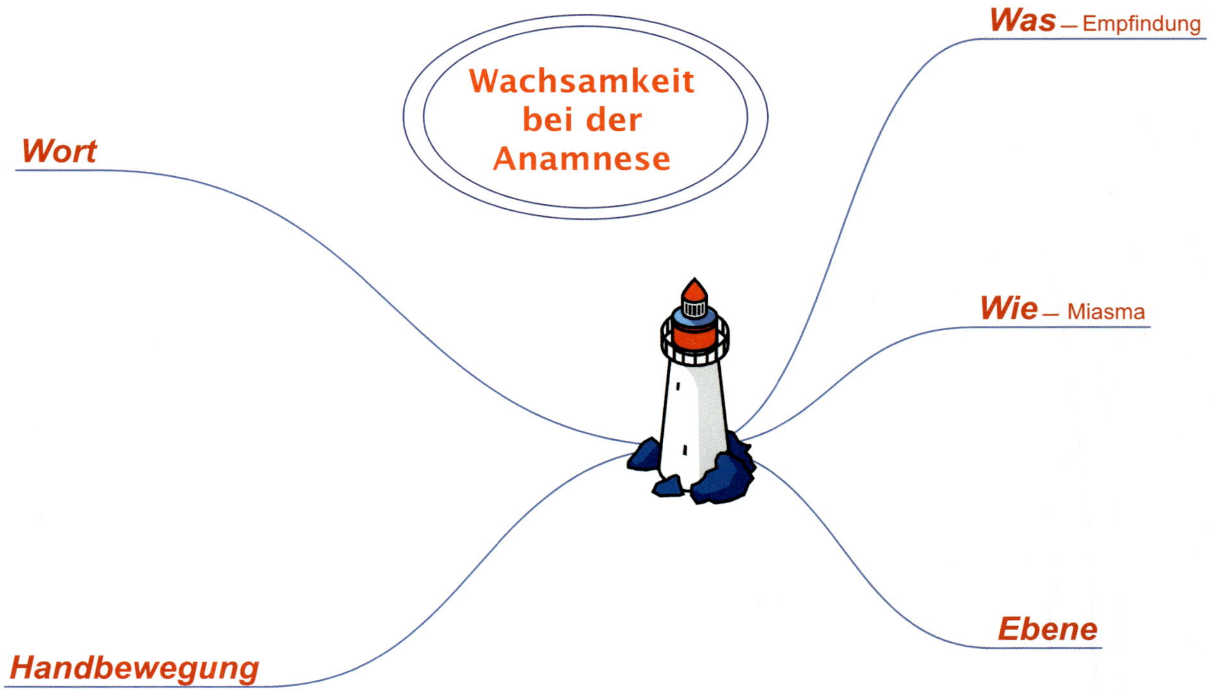
Wachsamkeit bei der Anamnese
Was – Empfindung
Wort
Wie – Miasma
Ebene
Handbewegung

4. Anamnesetechnik

In diesem Kapitel gehe ich auf die Besonderheiten der Anamnesetechnik ein, da die *Sankaran*-Methode ihre eigene Anamnesetechnik erfordert. Es ist wichtig, sich bewusst zu machen, dass die *Sankaran*-Methode eine wertvolle Ergänzung und Erweiterung der homöopathischen Heilweise darstellt. Deren grundlegende Prinzipien – Arzneimittelprüfung am Gesunden, Verordnung der Medikamente nach dem Ähnlichkeitsprinzip und Herstellung der Medikamente durch Dynamisation und Potenzierung – sowie die von Hahnemann im Organon dargelegten Grundlagen der Lehre haben jedoch weiter Bestand und werden weder außer Kraft gesetzt noch verändert. Die Lektüre der primären Materia media sowie das Repertorisieren kann (und soll) nach wie vor zur Mittelfindung eingesetzt werden. Allerdings sollte man sich völlig abstinent halten von der Repertorisation, solange man sich mit dem Patienten im Prozess der Anamneseerhebung befindet. Denn wenn sich der Patient immer tiefer darauf einlässt, seine Empfindungen zu schildern, kommt er irgendwann in einen Bereich, wo er ›*Unsinn*‹ erzählt. Das Verständnis dieses ›*Unsinns*‹ ermöglicht oft den Zugang zur Quelle, d.h. zur Ausgangssubstanz des Heilmittels. Wenn ich jedoch bereits in der Phase der Anamneseerhebung repertorisiere, dann schränke ich meinen Fokus ein und laufe Gefahr, der Schilderung des Patienten mit meinen Vorstellungen zu begegnen, die durch die Mittelangebote im Repertorium gespeist werden, und damit die Schilderung des Patienten meinen Vorstellungen anzupassen.

Das Bild des Leuchtturms soll augenfällig machen, dass diese Technik ständig einen ›Rundumblick‹ erfordert, d.h. man muss im Rahmen der Anamneseführung viele Aspekte gleichzeitig im Blick haben, nämlich

- die *Vitalempfindung*
- das *Miasma*
- die *Energieebene*
- die *Gestik*, den *Körperausdruck* und die *Mimik* des Patienten
- die *Wortwahl* des Patienten.

Wie Sie inzwischen wissen, lässt sich die *Vitalempfindung* nur bei einem Kranken ermitteln und nur auf der Ebene 5 finden, während das *Miasma* sich in allen Ebenen zeigen kann. Gestik, Körperausdruck (z. B. das Wippen mit einem Fuß) und Wortwahl können Hinweise auf die *Vitalempfindung* liefern. Sie müssen zur Vertiefung der Anamnese unbedingt aufgegriffen werden. Das *Miasma* spiegelt sich hingegen nicht in einer Handbewegung.

Die erste Frage, die man sich im Verlauf der Anamnese immer wieder beantworten muss, lautet: *Bin ich bereits bei der Vitalempfindung oder noch nicht?* Sowie: *Woran erkenne ich, dass ich bereits bei der Vitalempfindung bin?*

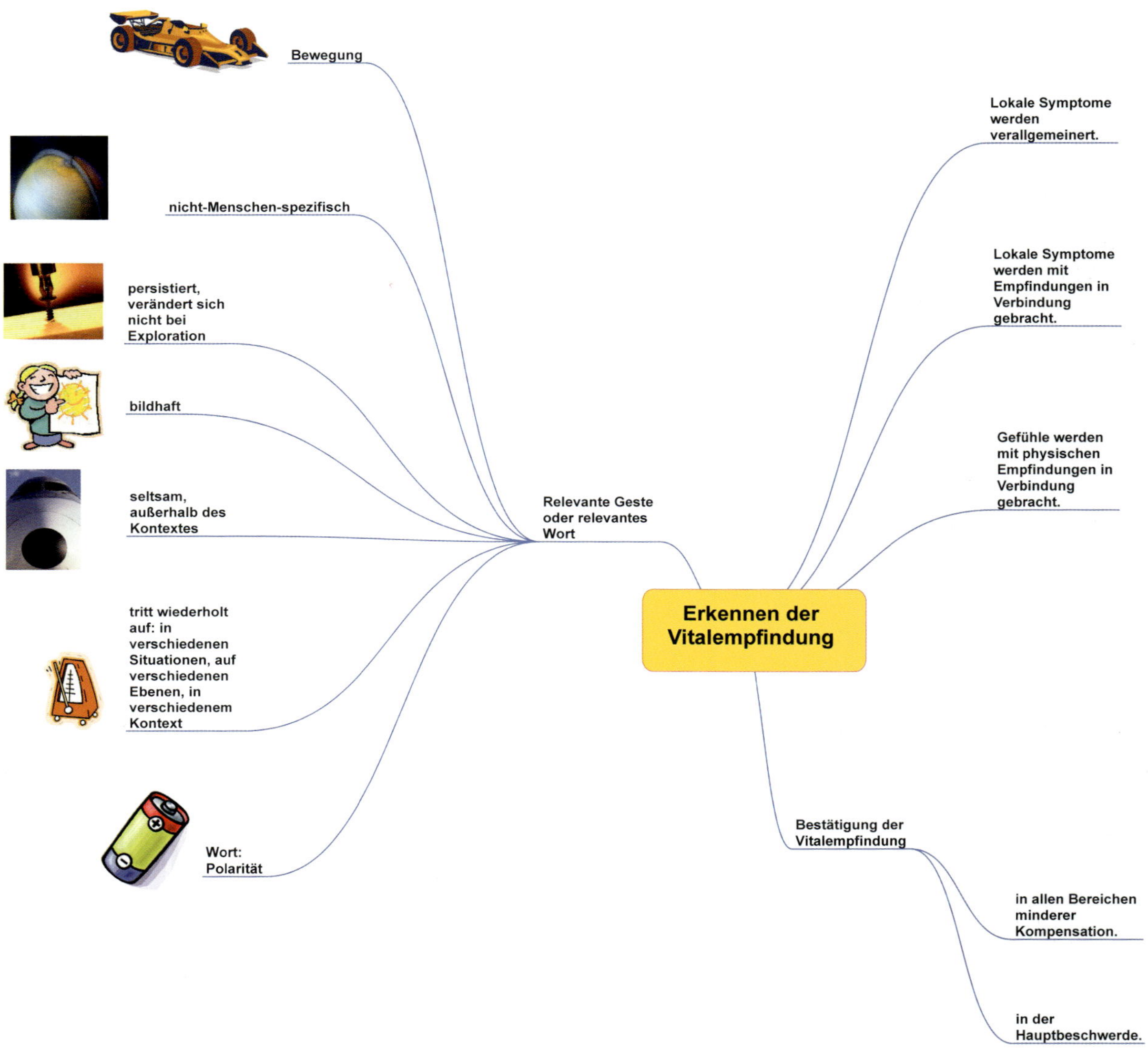

Die *Vitalempfindung* repräsentiert die energetische Manifestation der Ausgangssubstanz aus Ebene 6 im Filter der individuellen Wahrnehmung des Patienten.

Die Qualitäten der Energie

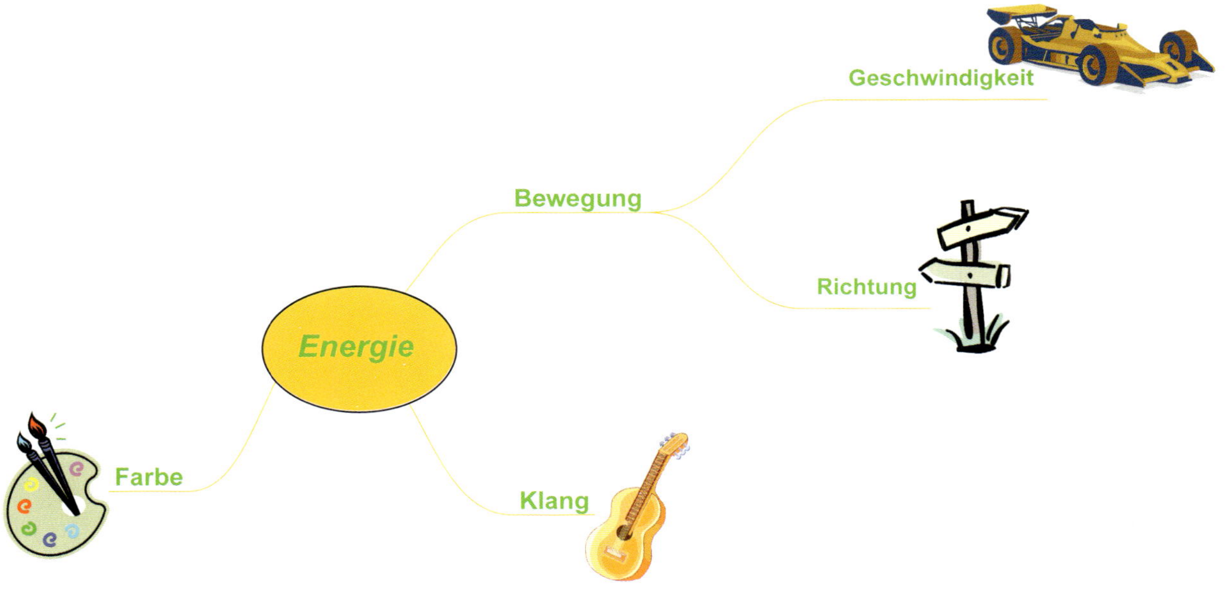

Wie bereits ausgeführt, ist diese Energie gekennzeichnet durch eine Bewegung, die ihrerseits durch Geschwindigkeit und Richtung definiert ist, sowie durch einen Klang und/oder eine Farbe respektive Farben. Wenn in der Anamnese diese Ebene berührt wird, werden sich diese Elemente wiederfinden.

Woran kann ich erkennen, dass der Patient in der Anamnese die Vitalempfindung äußert?

Um diese Frage beantworten zu können, ist es wichtig voranzustellen, dass im Rahmen der hier behandelten Anamnesetechnik zunächst nur die Hauptbeschwerde untersucht wird. Darauf gehe ich weiter unten gezielt ein.

Eine echte *Vitalempfindung* liegt vor, wenn sich eine (lokale) Empfindung verallgemeinern lässt – und wenn sie sowohl mit einer physischen Empfindung als auch mit einem Gefühl korrespondiert. Denn in der *Vitalempfindung* ist die Empfindung bereits durch den Filter der individuellen körperlichen und seelischen Wahrnehmung gelaufen, so dass sowohl körperliche Beschwerden als auch Gefühle mit der/den Empfindung(en) – s. unten – gekoppelt werden.

Im Einzelnen soll dies an Beispielen verdeutlicht werden.

1. Ein erster Hinweis für das Erreichen der *Vitalempfindung* ist gegeben, wenn der Patient ein Lokalsymptom nennt, dessen *Empfindung* er *verallgemeinern* kann:

Beispiel 1:

Die Patientin kam ursprünglich zur begleitenden homöopathischen Therapie nach Resektion suspekter adenomatöser Veränderungen in beiden Mammae. Nach Abheilung der Operationswunden entwickelte sie im Sinne einer allergischen Reaktion wiederholt Atemnot nach Kontakt mit unterschiedlichen Auslösern. Ihre Empfindung dabei beschreibt sie folgendermaßen: Es ist als würde im Brustkorb etwas anschwellen, als sei nicht genug Platz für die Luft beim Einatmen, als schnüre sich der Thorax immer mehr zu. Sie empfinde es wie einen Druck um den Hals, der immer enger wird, oder wie wenn man erwürgt werde. ›Es schnürt mir alles zu hier oben. Es ist schrecklich, wie ein Erstickungsanfall, mit großer Angst und in extremer Not; neulich musste ich den Notarzt rufen.‹ (HG: Patientin greift sich mit der flachen Hand auf die Brust.) Zu ›eng‹ assoziiert sie: ›lebensbedrohlich, total hilflos, gefangen, gefesselt, zugeschnürt, passiv ausgeliefert, in einer Grube sitzen, Situationen, in denen es nicht weitergeht.‹ Dieses Gefühl der Beengung im Brustkorb mit Atemnot stellt sich bei ihr inzwischen auch ein, wenn sie an die nächsten Monate denkt, in denen sie alleine den Lebensunterhaltes für die Familie erwirtschaften muss, weil ihr Mann an einer mehrmonatigen Fortbildung teilnimmt. Sie fühlt sich durch die damit verbundene Verpflichtung und Verantwortung so eingeengt, ›als sei sie durch die Umstände in ein Korsett gezwängt.‹ Die Erinnerung an ihre Großeltern, die ihren Lebensunterhalt mühevoll mit schwerer körperlicher Arbeit auf dem Feld als Tagelöhner verdient haben, beleben in ihr die Befürchtung, dass es ihr und ihrer Familie auch so gehen könnte, wenn es so kommen würde, dass sie nicht genug für den Lebensunterhalt der Familie verdiente.

Signalworte für die ***Vitalempfindung*** der **Schlangen**: **Thema der Unterlegenheit, ersticken, zuschnüren, in der Grube sitzen, ausgeliefert, lebensbedrohlich**. Thema der **Sexualität**: Anamnestisch gibt es eine Phase häufig wechselnder sexueller Beziehungen. Die Mutter habe sie häufig als ›Nutte‹ tituliert, die ›selbst in die Klapse‹ gehöre. Alle Schlangen gehören zum syphilitischen Miasma. ›Afternoon and evening thinks her family plotting to place her in an insane asylum.‹ (Cench-Prüfung von Kent; Übersetzung: Nachmittags und abends denkt sie, dass ihre Familie Pläne schmiede, sie in die Verrücktenanstalt zu stecken.)

Miasma: syphilitisch, **Mittel:** ***Cench***

2. Ein weiteres Kennzeichen besteht darin, dass *lokale Beschwerden mit Empfindungen in Verbindung gebracht* werden.

Beispiel 2:

Ein 65-jähriger Patient kommt zur begleitenden homöopathischen Therapie eines Karzinomleidens. Er kommentiert dies: ›Ich habe Krebs und muss danach leben. Das ist ein einschneidendes Erlebnis.‹ Signalwort für die Vitalempfindung des Mineralreiches: ›einschneidendes‹ Ereignis – Seine Erläuterung zu ›einschneidend‹: ›Der Lebensabschnitt ist nicht mehr so, wie wir ihn geplant haben. Vorher hatten wir genaue ›Planungen‹, wie die Woche ablief. – Mit 14 hat er eine Lehre als Schlosser begonnen. Er wollte schnell Geselle werden, um mehr Geld zu haben (Mineralreich, 4. Periode: Sicherheit). Die Lehre dauerte bis zum 17. Lebensjahr. Seinen Vater hatte er nie kennengelernt. Als seine Mutter starb, war er auf sich alleine gestellt. Seine Wäsche wurde von Freunden gewaschen, und Essen bekam er abends von Freunden. ›Ich musste mich alleine durchbeißen". (HG: Seine Aussage begleitet er von einer HG der linken Hand, die er wie einen Hammer einsetzt.) Ich muss erreichen, was ich will, immer in kleinen Schritten. Wenn ein Schritt getan ist, kommt der nächste. Statussymbole kenne ich nicht. Was die anderen haben, muss ich nicht auch haben. Wenn ich es mir nicht leisten konnte, dann habe ich darum gekämpft, und dann konnte ich es mir auch leisten.‹ Er wäre lieber Beamter geworden, weil er die Volksschule besucht hatte. Denn er wollte nicht weiter lernen. Er hatte keine hochtrabenden Pläne. Auf Befragen gibt er als ergänzende Worte zu ›einschneidend‹ an: ›aus dem Lot gegangen‹. Als Worte, die für ihn zum Gegenpol gehören, nennt er: ›vernünftig‹, ›glücklich‹, ›gesund‹, ›verheiratet und nicht geschieden wie der Sohn‹, ›wohnen im eigenen, abbezahlten Haus‹. (Stadium 8: Seine Struktur ist so weit etabliert, dass er alleine existenzfähig ist und Belastungen trotzen kann. Selbstzweifel plagen ihn nicht. Seine Struktur ist aber nicht vornehm oder aristokratisch, und Geltungssucht spielt keine Rolle.)

Miasma: Psora*, Mittel: *Ferr

3. Wie bereits zuvor ausgeführt, werden nicht nur lokale Symptome *mit Empfindungen in Verbindung gebracht, sondern auch Gefühle*.

Beispiel 3:

Eine Patientin suchte ursprünglich wegen Anämie, Abgeschlagenheit und Menorraghien homöopathische Hilfe. Das Simillimum wurde allerdings erst gefunden, als sie in ihrer Menopause war. In den Jahren dazwischen blieben unter anderem folgende Beschwerden trotz zeitweiliger Besserung im Wesentlichen unbeeinflusst: morgendliches Schwellungsgefühl und Steifigkeit in den Fingern sowie Zuckungen in den Beinen nachts beim Einschlafen. Im Laufe der Zeit beschreibt sie eine sich auf viele Gelenke ihres Körpers ausdehnende Einsteifung und gleichzeitig eine Schwere in den Beinen, wie von Blei, durch die sie sich nach unten gezogen und unbeweglich fühlt. Diese Schwere bezeichnet sie als ›Krafträuber‹. Sie fühlt sich insgesamt ›eingeschränkt, unbeweglich und nicht frei, als tanze sie an einem Gängelband, als sei sie Opfer und nicht Akteur‹. Dabei fühle sie sich stumm. Nach dem Gegenpol befragt tauchen die Worte ›locker, zugewandt, Leichtigkeit, aufblühen, farbig, hell und Enthusiasmus‹ auf. Wenn sie sich nachts zum Schlafen lege, bemerke sie eine Unruhe in sich und könne sich nicht entspannen. Tagsüber habe sie ein ausgeprägtes Bedürfnis nach Bewegung. Wenn sie sich viel bewege – ›Ich laufe manchmal wie bekloppt.‹ –, helfe ihr das, sich zu spüren und die Schwere zu lindern. Außerdem mache sie gerne Termine, darin äußere sich ihr Bedürfnis nach Bewegung und Kontakten. Mit ihrem Mann und ihren Kindern sehne sie sich nach Ruhe. Wenn aber die Ruhe eintrete, wisse sie nicht, was sie tun solle. Im Zusammenhang mit ihrer Lebensorganisation fällt eine weitere Polarität auf: Es gelingt ihr nicht oder nur schwer, in ihrem Büro aufzuräumen. Das ›Chaos‹ lasse sie nachts mit Angst erwachen, denn ›Chaos lähme sie, und Ordnung beruhige sie.‹

Signalworte für die ***Vitalempfindung***: **Steifigkeit, eingeschränkt** (**direkte Manifestation**), sich ***unbeweglich*** fühlen, sich stumm fühlen (**passive Manifestation**), nächtliche ***Unruhe, ausgeprägtes Bedürfnis nach Bewegung*** (**aktive Manifestation**). Außerdem beschäftigt die Patientin seit Jahren ihr zu hohes Körpergewicht. Sie hat **vergeblich** verschiedene Diäten gemacht und immer wieder neue Anläufe unternommen, um ihr suchtartiges Verlangen nach etwas Essbarem und insbesondere nach Süßigkeiten und Schokolade in den Griff zu kriegen (Ringworm).

Miasma: Ringworm,* Mittel: *Rhus-v

(Anacardiaceen:
Direkte Manifestation der *Vitalempfindung*: steif, starr, gefangen, steckt fest, drücken.
Passive Manifestation: gelähmt, unbeweglich.
Aktive Manifestation: Bewegung bessert, Verschlechterung im Haus, beim Sitzen, Ruhelosigkeit, man steckt fest und möchte sich ständig bewegen.
Kompensierte Manifestation: immer in Bewegung.
Ringworm-Miasma: Hoffnung im Wechsel mit aufgeben, versuchen, Wechsel zwischen abmühen und Resignation.)

Eine solche, anhand der Hauptbeschwerde gefundene *Vitalempfindung* ist jedoch nur dann die relevante *Vitalempfindung* des Falles, wenn sie sich in allen Bereichen geringerer Kompensation (s. u.) bestätigen lässt.

Die Vitalempfindung ist außerdem durch folgende Bedingungen gekennzeichnet:

Anamnesetechnik I

Relevante Worte und Handbewegungen

- Sie sind mit Energie geladen.
- Sie werden wiederholt.
- Sie passen nicht in den Kontext.
- Sie vermitteln ein Bild.
- Wort: Wenn es zu ihm ein Synonym oder Antonym gibt.
- HG: Wenn sie eine Empfindung beschreibt.

a) Worte oder (Hand)Bewegungen des Patienten sind **relevant**, wenn sie ***mit Energie geladen*** sind. Das bedeutet, dass der Patient weitere Erläuterungen oder Ergänzungen zu ihnen machen kann, wenn man durch Nachfragen den Fokus des Bewusstseins auf die entsprechende Geste oder das entsprechende Wort legt.

b) Die Qualität des die *Vitalempfindung* repräsentierenden Wortes und/oder der sie repräsentierenden (Hand)Bewegung ist ***nicht-Menschen-spezifisch***.
Beispiel 4: Eine Patientin, die unter sehr starken Rückenschmerzen litt, beschrieb diese als zusammenschnürend und drehte dazu die übereinander gestellten Fäuste gegeneinander. Die Handbewegung beschreibt eine für die **Würgeschlangen** typische ***Vitalempfindung***: ***zusammenschnüren***. Die Würgeschlangen töten, indem sie sich bei jeder Exspiration ihres Opfers fester um dieses winden, so dass es schlechter einatmen kann, bis es schließlich erstickt. – Alle Schlangen gehören zum syphilitischen Miasma.
Miasma: syphilitisch,* Mittel: *Boa

c) Die relevanten Worte und/oder (Hand)Bewegungen werden ***wiederholt*** – *in verschiedenen Situationen, auf verschiedenen Ebenen und verschiedenen Kontexten*, und sie ***persistieren*** *auch bei Nachfrage und Exploration*.
siehe Beispiel 3: Die Patientin schilderte ihre Beschwerden auf verschiedenen Ebenen ihres Lebens seit langem mit den gleichen Worten: Steifigkeit, Unruhe, Lähme, sowohl großes Bedürfnis nach Bewegung einerseits und nach Ruhe andererseits.

d) Die relevanten Worte und/oder (Hand)Bewegungen vermitteln ein ***Bild***.

Beispiel 5: Eine 54-jährige Patientin sucht homöopathische Hilfe gegen klimakterische Beschwerden, arterielle Hypertonie und Polyarthritis rheumatica. In ihrem Beruf muss sie sich auf ihre Fingerfertigkeit verlassen können. Die Schmerzen in ihren Fingern beeinträchtigen sie jedoch sehr und führen zu einer enormen Belebung ihrer ***Versagensängste***. ›Ich bin nicht mehr die, die ich einmal war. Das ist beängstigend. ... Ich empfinde meine Knochen als Ventil für eine Überbelastung, die der Körper nicht mehr gewillt ist zu tragen.‹ Ventil? ›Ein Ventil, um **Überdruck** aus einem System herauszulassen.‹ (HG: Sie öffnet die zusammengelegten Hände und bewegt sie nach außen oben.) ›Das System ist wie ein **Kessel**, der eine gewisse Hitze erzeugt. Es wird ständig etwas hineingestopft in den Körper, in einen fest vorgegebenen Raum, in einen Bottich. Da kommen Belastungen hinein, denen der Bottich nicht ausweichen kann. Da entsteht Überdruck. Der Kopf möchte **platzen**. Es hat einen großen Teil meiner Persönlichkeit ausgemacht zu **funktionieren**.‹ Als sie in früheren Jahren beschwerdefrei war, hatte sie das Gefühl, in ihrem Beruf zur richtigen Zeit am richtigen Ort zu sein und genau das Richtige zu tun. Für ihre **exzellente Leistung** bekam sie auch die entsprechende ***Anerkennung*** seitens der Kollegen. Damals kannte sie keine Selbstzweifel. Ihr Ziel war es vielmehr, als Teil eines ***perfekten Systems perfekte Arbeit*** zu **leisten**. HG: Während sie darüber erzählt, umschreiben ihre Hände eine Kugel. Die zugehörige Empfindung ist die von einem ›Kreis‹, einem ›Ring‹ oder von einem ›Ding ohne Ende und Anfang‹. ›Es geht keine Energie verloren. Ich habe in mir geruht, ich war im Gleichgewicht:‹ Die Exploration des Gegenpols förderte ein ***mangelndes Selbstwertgefühl*** und die **Angst vor Kontrollverlust** – ›Ich will immer alles ***kontrollieren***.‹ – sowie ***Angst, in einen Abgrund zu fallen***, zu Tage. Die zugehörigen Bilder waren Ungleichgewicht und Spagat. Die Patientin spricht sehr schnell und sie beschreibt sich als ungeduldig. ***Miasma: Krebs,* Mittel: *Arg-n, Argentum nitricum, AgNO3.***

(Argentum nitricum, AgNO3
Ag – 5. Periode, Stadium 11; N - 2. Periode, Stadium 15; O - 2. Periode, Stadium 16.
5. Periode: Kreativität, Abenteuer, Rat, Beratung, Lernen, Leistung, Fertigkeiten, Geschick
Stadium 11: Die Struktur ist komplett und hat aus sich heraus Bestand. Wird sie jedoch auch ungünstigen Bedingungen standhalten? Er nimmt den Druck wahr, den eigenen Grad von Vornehmheit aufrecht zu erhalten.
Stadium 15: Die Struktur wird ausgehöhlt und untergraben. Sie fällt in Stücken auseinander. Daher kann ihre Integrität nicht aufrechterhalten werden.
Stadium 16: Die Struktur ist dabei zu zerfallen, so als würde die ganze Energie schwinden.
Silber: erfolgreiches, sicheres Auftreten mit entsprechender Wertschätzung, Notwendigkeit, diese Position zu erhalten.

Nitrat – NO_3: Nitrate sind Bestandteile potentieller explosiver Verbindungen.
Miasma: Krebs – Kontrolle, Angst vor Kontrollverlust)

e) *Worte* sind **relevant**, wenn sie ›**seltsam**‹ sind, weil sie ***nicht im Kontext*** zu stehen scheinen. Denn diese Worte werden direkt aus dem Teil im Menschen gespeist, aus dem die ›zweite Melodie‹ stammt, deren Qualität *nicht-Menschen-spezifisch* ist, und die nicht im Einklang mit der menschlichen Melodie steht. Der Patient spricht zwar über sich, über seine menschlichen Belange (Gefühle, Ziele, Wünsche, Tätigkeiten) mit menschlichen Worten, aber die Essenz dieser Aussagen ist nicht menschlich, sondern sie ist *nicht-Menschen-spezifisch*.
Beispiel von Sankaran (›The Sensation in Homoeopathy‹, S. 326): Eine Frau, die ***Drosera*** benötigte, hatte eine deutliche Angst vor Eidechsen. Sie beschrieb diese Tiere als ›klebrig‹. Nicht jeder würde diese Tiere als ›**klebrig**‹ beschreiben. Tatsächlich hat dieses Wort nichts mit Eidechsen zu tun, wohl aber mit der Pflanze Sonnentau. Die Blätter dieser Pflanze haben auf ihrer Oberfläche eine klebrige Flüssigkeit, die hilft, die Insekten zu fangen, die sich auf der Pflanze niederlassen.

f) *Handbewegungen* sind relevant, wenn sie *eine Empfindung* beschreiben; siehe d) sowie *Beispiel 4*.

g) Zu dem Wort, das die ***Vitalempfindung*** beschreibt, gibt es ein oder mehrere ***Synonyme*** sowie entsprechende ***Antonyme*** (Ein Antonym ist ein ›Gegensatz‹, wobei es ›zwischen den Polen noch Abstufungen‹ gibt. Quelle: Wikipedia) Nur wenn für eine *Vitalempfindung* eine deutliche und relevante ***Polarität*** eruiert werden kann, hat die gefundene *Vitalempfindung* Tragfähigkeit. *(s. Beispiel 3)*

(Um Missverständnissen zuvor zu kommen, sei an dieser Stelle deutlich darauf hingewiesen, dass die vorstehenden Beispiele lediglich Ausschnitte aus umfangreichen und kompletten Anamnesen sind, in denen die jeweiligen *Vitalempfindungen* in erforderlichem Umfang mehrfach bestätigt wurden. Wenn lediglich ein solch kleiner Ausschnitt vorliegt, ist die sichere Ermittlung einer *Vitalempfindung* freilich nicht möglich.)

Wenn die *Vitalempfindung* klar herausgearbeitet wurde, dann muss auch das *Miasma* eindeutig bestimmbar sein.

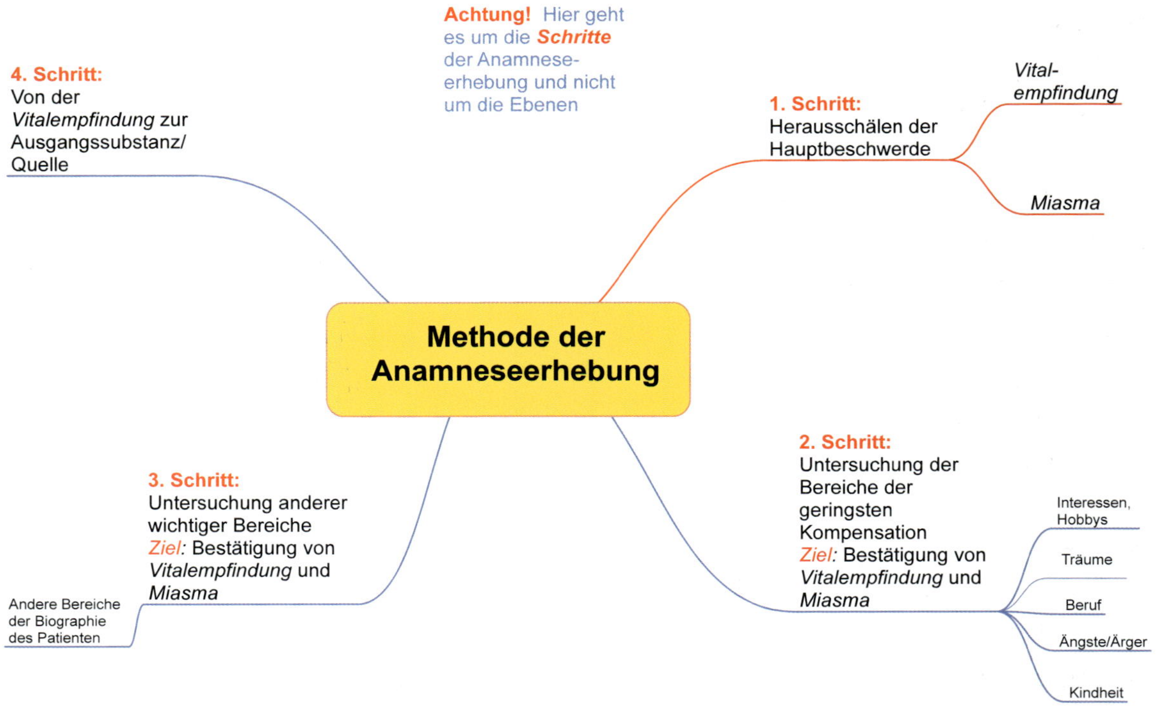

Wie in diesem Kapitel bereits eingangs erwähnt wurde, *geht die **Anamnese von der Hauptbeschwerde aus***, und idealerweise *kann* (nicht *muss*) das Mittel ausschließlich durch die eingehende Exploration der Hauptbeschwerde ermittelt werden.

Anamnesetechnik II

Schritt 1: Hauptbeschwerde

Ebene I Name	Ebene II Fakten	Ebene III Gefühl	Ebene IV Wahnidee	Ebene V Vitalempfindung
	Ebene IIa Beschwerde genau	Ebene IIIa Welches Gefühl?	Ebene IVa Situation, Bild	Ebene Va Naturreich
	Ebene IIb	Ebene IIIb Gefühl genauer	Ebene IVb Wie erlebt?	Ebene Vb Unterreich
		Ebene IIIc Besonderheit des Gefühls	Ebene IVc Traum	Ebene Vc Ausgangssubstanz

Denn die Hauptbeschwerde ist verknüpft mit der zentralen Thematik bzw. mit der Störung der Lebenskraft des Patienten, die in der körperlichen Beschwerde lediglich ihren physischen Widerhall hat.

Klärungsbedarf besteht manchmal bereits hinsichtlich der ***Hauptbeschwerde***. Beispielsweise nennt ein Patient stark juckende Hautausschläge als seine (momentane) Hauptbeschwerde, während er bereits seit Jahren von einer sehr fortgeschrittenen Polyarthritis geplagt wird. Es gibt mehrere Möglichkeiten des Vorgehens: Ich lasse alle Patienten vorab den umfangreichen Fragebogen (30 Seiten) von Sankaran ausfüllen. Das führt dazu, dass sie sich intensiv mit sich und ihren Themen befassen, so dass sie eine bedeutende Beschwerde eher nicht ›vergessen‹. Ansonsten kann man den Einstieg auch über die von dem Patienten angebotene (momentane) Hauptbeschwerde wählen und sich anschließend erkundigen: **›Welchen Einfluss hat diese Beschwerde auf Ihr Leben?‹**, um die Anamnese von diesem Einstieg aufzurollen. Wenn der Patient im weiteren Verlauf auf die Polyarthritis zu sprechen kommt, empfiehlt es sich die Frage in folgender Weise noch mal zu stellen: ›Welchen Einfluss haben der juckende Hautausschlag **und** die Polyarthritis auf Ihr Leben?‹

Wichtig ist dabei grundsätzlich, dass man für die Frage ***ausschließlich die Formulierungen des Patienten benutzt***, d.h. dass man ihm sozusagen seine Worte zurückgibt.

Mir hat sich an dieser Stelle bewährt, die Frage nach der Hauptbeschwerde zu wiederholen: Vor allem, wenn das Sprechtempo des Patienten sehr hoch ist, und wenn er dann – meistens – ständig Fakten aneinanderreiht, ohne in Kontakt mit sich selbst zu sein.

Anamnesetechnik III

- Immer die Worte des Patienten benutzen!
- Immer die gleichen Fragen mit kleinen Abwandlungen stellen.
- Ebene II vollständig ausleuchten, bevor eine andere Ebene untersucht wird.
- Auf relevante Worte und Handbewegungen achten und diese explorieren.
- ***Was*** führt zur *Vitalempfindung*, ***wie*** zum *Miasma*

Eingangs erkläre ich meinen Patienten, dass ich manche Fragen vielleicht wiederholt oder sogar oft stelle, nicht weil sie nicht gut erklären oder weil ich nicht gut aufpasse, sondern einfach, um ihr Unbewusstes einzuladen, möglichst alles offen zu legen, was mit dem Thema bei ihnen in Verbindung steht.

Durch diese manchmal hilfreiche Intervention der ein- bis mehrmaligen Wiederholung der Frage: ›Was ist Ihre Hauptbeschwerde?‹ wird nach meiner Erfahrung sehr viel Tempo aus der Anamnese genommen, und der Patient kommt automatisch mehr in Kontakt mit sich und mit seiner ›wahren‹ Hauptbeschwerde. Diese Wiederholung am Anfang kann im Verlauf der Anamnese viel Zeit sparen.

Das Ziel der Anamneseerhebung muss es sein, von der Hauptbeschwerde zur *Vitalempfindung* auf Ebene 5 und von dort zum Mittel zu kommen. Dass man von der Hauptbeschwerde auf die Ebene 5 gelangt, ist prinzipiell möglich, aber alles andere als der Regelfall. Andererseits ist es nicht erforderlich und nicht verpflichtend, jede der Ebenen durchzuarbeiten. Wesentlich ist stattdessen, sich ständig bewusst zu machen, auf welcher Ebene sich die Anamnese aktuell befindet, und mit welcher Intervention ich zumindest auf die nächst höhere Ebene komme. Dazu hat es sich bewährt, eine Haltung anzunehmen, die mir erlaubt, für die Dauer der Anamnese durch die Brille der Patienten zu sehen, und mich damit, so gut ich das als Mensch kann, von meinen eigenen Bildern und Vorstellungen zu lösen. Mein Ziel ist es also, zu verstehen, wie genau der Patient etwas meint, welche Bedeutungsinhalte seine Worte und insbesondere die bereits erwähnten Schlüsselworte und Begriffe für ihn haben. Dem nähere ich mich vielfach gut mit *Wie-Fragen* oder *Was-Fragen* an: ›Wie genau meinen Sie das?‹, ›Wie fühlt es sich an?‹, ›Wie erleben Sie sich anders?‹, ›Wie ändert sich Ihr Identitätsgefühl, wenn das und das eintritt?‹ – Patient: ›Ich fühle mich gefangen.‹ Frage: ›Was für ein Bild verbindet sich für Sie damit?‹ bzw. ›Gibt es ein Bild, das sich für Sie damit verbindet?‹ Wenig hilfreich bis störend sind *Warum-Fragen*: ›Warum lieben Sie Ihren Mann/Ihre Frau?‹

Als eine weitere hilfreiche Intervention hat sich für mich der *Kommentar: ›Das verstehe ich nicht!‹* bewährt. Damit lösen Sie sich, so gut es geht, von Ihren Vorstellungen und laden den Patienten ein, Ihnen seine Welt zu erklären. Besonders wichtig ist es, wenn Sie sich Bücher, Filme oder Theateraufführungen schildern lassen, die Sie möglicherweise auch kennen. Der Patient kann Sie fragen: ›Das Buch/den Film/das Theaterstück kennen Sie doch bestimmt auch?!‹ Es empfiehlt sich, diese Frage grundsätzlich zu verneinen, denn Sie wollen, dass der Patient Ihnen seine Perzeption der Welt mitteilt.

Träume, die der Patient schildert, sollten Sie nicht interpretieren, sofern Sie nicht speziell dafür geschult sind. Was an Träumen interessiert, ist die Empfindung bzw. die *Vitalempfindung*, die das Traumbild hervorruft/hervorgerufen hat.

Zur Orientierung, wie sich eine Anamnese durch die Ebenen entwickelt, habe ich habe ich nachstehend die Tabelle von sechs der sieben Ebenen mit ihren Unterebenen entsprechend meiner Mitschrift aus dem Goa-Seminar 2004 zusammengestellt:

Ebene	Inhalt
Ebene 1	***Name*** Weiterführende Frage: Was genau ist passiert?
Ebene 2	***Fakten*** Ebene 2a: Was? Ebene 2b: Präzisierung der Fakten Ebene 2c: Eigenartige Aspekte der Fakten Weiterführende Fragen: Inwiefern beeinflussen Sie diese Beschwerden? Wie fühlen Sie sich?
Ebene 3	***Gefühl – Emotion*** Ebene 3a: Welches Gefühl? (Vier Basisgefühle: Ärger, Angst, Freude, Trauer) Ebene 3b: Präzisierung des Gefühls (Welche Art von Angst?) Ebene 3c: Eigenartige Aspekte des Gefühls oder im Zusammenhang mit dem Gefühl (›Ich schien von dem schrecklichen Verbrechen unberührt zu sein, ich habe die Bilder wie eine Fernsehsendung an mir vorbeiziehen lassen, ohne eine Aufregung gespürt zu haben.‹) Weiterführende Fragen: Wie fühlt sich das an? Womit ist dieses Gefühl vergleichbar? Was kommt Ihnen in den Sinn, wenn Sie damit in Kontakt sind?
Ebene 4	***Wahnidee*** Ebene 4a: Situation Ebene 4b: Wie erleben Sie die Situation? Wie haben Sie sie erlebt? Ebene 4c: Träume bzw. Ebene 4a: Verwendung einer allgemeingültigen Metapher (… fühlt sich an wie mit dem Messer in den Rücken gestochen) Ebene 4b: präzises Bild (Wie fühlt sich der Stich in den Rücken an?) Ebene 4c: Schilderung der bildhaften Situation Weiterführende Fragen: Welche Empfindung nehmen Sie in dieser Situation wahr? Was drücken Sie mit dieser Handbewegung aus?
Ebene 5	***Vitalempfindung*** Ebene 5a: Naturreich Ebene 5b: Unterreich Ebene 5c: Familie und Quelle, gleichzeitig Ermittlung des Miasmas bzw. Ebene 5a: Struktur/Empfindsamkeit/Opfer-Täter/Fehler/Energie-Materie Ebene 5b: detaillierte Wesensbeschreibung der relevanten Themen/Aspekte Ebene 5c: Präzisierung der Empfindung hinsichtlich Intensität, Tiefe, Qualität
Ebene 6	***Energie***

(Am Schluss dieses Kapitels habe ich die Erläuterungen Sankarans aus den Veranstaltungen in Goa 2004 – 2006 sowie aus seinem Buch ›The Sensation in Homoepathy‹ als praktische Handreichung in Form einer übersichtlichen Tabelle zusammengefasst.)

Denn abgesehen von den Worten geht es bereits ab Anamnesebeginn darum, aufmerksam auf ***Handbewegungen*** zu achten. Ob sie im Hinblick auf die *Vitalempfindung* relevant sind oder nicht, muss entsprechend den vorab dargestellten Kriterien geprüft werden.

Es ist durchaus auch in Indien nicht so, dass der Patient immer selbst den *Namen des Mittels* nennt/nennen kann, das er benötigt. Wenn das im Rahmen einer Anamnese gelingt, dann ist das die Krönung oder das Sahnehäubchen der Anamnese. Es gelingt am ehesten noch bei Anamnesen, die zu Mitteln aus dem Tierreich führen. In einem bereits erwähnten Fall machte die Patientin Laute wie eine Taube. Später stellte sich das Arzneimittel Taube als ihr Mittel heraus. Aber um das Mittel zu verschreiben, muss in der Anamnese nachgewiesen werden, dass diese Frau erstens ein Tiermittel und zweitens ein Vogelmittel benötigt. Darüber hinaus muss sich die Überlebensstrategie der Taube in der Schilderung der Patientin wieder finden. – Ich erinnere mich an eine Patientin, der Jayesh Shah erfolgreich Auster verordnet hat. Sie konnte das Mittel nicht benennen. Daraufhin hat er sie eingeladen zu malen, was sie im Rahmen ihrer sogenannten ›*Unsinn*‹-Schilderungen beschrieben hat, nämlich etwas Rundes, Kreisrundes in einer schützenden Hülle. Als die Patientin ihre eigene Zeichnung vor sich sah, konnte sie es mit dem Wort ›Perle‹ benennen.

Wie muss die Anamneseerhebung angepasst werden, wenn es nicht möglich ist, nur mittels der Hauptbeschwerde zur *Vitalempfindung* und zum *Miasma* und im weiteren zum Mittel zu gelangen?

In dem Fall sind die so genannten ***Bypässe*** erforderlich, d. h. ich suche in ***Bereichen minderer Kompensation*** wie Interessen, Hobbys, aktuellen bzw. ehemaligen Berufswünschen, Träumen, Ängsten, Auslösern von Ärger und/oder biographischen Spuren nach der *Vitalempfindung*. Alle Aspekte, die vorher dargestellt wurden, gelten unverändert weiter.

Dabei ist es erforderlich, dass man in den unterschiedlichen Bereichen nicht abweichende *Vitalempfindungen* erhält. Denn das würde darauf hinweisen, dass man noch nicht am Kern ist. Hinsichtlich der *Vitalempfindung* darf es innerhalb der Gesamtanamnese keine Widersprüche geben. Wenn man sich unsicher ist, ist es hilfreich, immer wieder *Rückbezug zur Hauptbeschwerde* zu nehmen. Sie ist die Hauptorientierungsmarke für alle weiteren Aspekte, die im Laufe der Anamnese zu Tage treten.

Selbst wenn es möglich war, ausschließlich über die Hauptbeschwerde zur *Vitalempfindung*, zum *Miasma* und zum Mittel zu gelangen, ist es notwendig zu überprüfen, ob sich die *Vitalempfindung* und das *Miasma* in den Bereichen minderer Kompensation bestätigen lassen. Sobald es Abweichungen gibt, ist man mit seiner Arbeit wieder am Anfang, d.h. man muss hinsichtlich der neuen Antworten und Aspekte sehen, wo sich der rote Faden durch die Anamnese zieht.

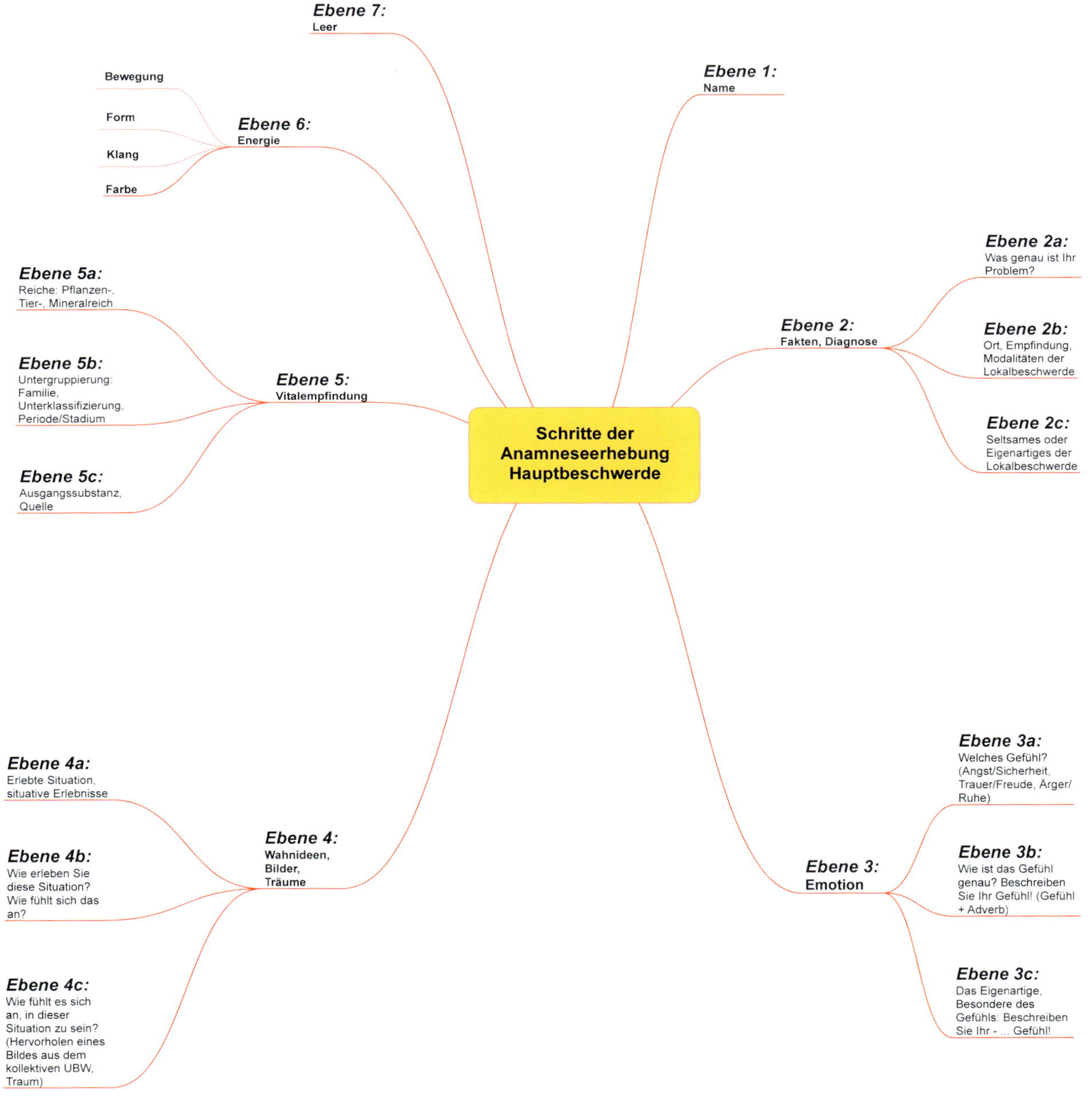

Anamnesetechnik IV

Schritt 2: Untersuchung von Aspekten mit geringerer Kompensation:

- Träume
- Interessen, Hobbys
- Kindheit
- Beruf
- Ängste
- Ärger

Schritt 3: Untersuchung anderer bedeutender Bereiche der Geschichte des Patienten

Schritt 4: Von der Vitalempfindung zur Ausgangssubstanz.

Zusammenfassung der Erläuterungen Sankarans aus den Veranstaltungen in Goa 2004 – 2006 sowie aus seinem Buch ›The Sensation in Homoeopathy‹ in Form einer übersichtlichen Tabelle. Eine solche Tabelle kann nie den lebendigen Fluss einer Anamnese abbilden. Sie soll vielmehr Anregungen geben zu dem Komplex: *Welche Fragen stelle ich auf welcher Ebene?*

Wichtig: Bei der Formulierung seiner Fragen soll der Arzt grundsätzlich lediglich Formulierungen bzw. Worte aufgreifen, die der Patient selbst benutzt hat.

Ebene	**Ziel der Befragung**	**Fragen**
Ebene 1 (Name)	Herausfinden, welche Beschwerde die Hauptbeschwerde ist, wodurch sie gekennzeichnet ist, und wie die Antwort(en) zur *Vitalempfindung* führen kann/können.	**Was ist Ihre Hauptbeschwerde?** Erzählen Sie mehr über Ihr Problem, beschreiben Sie es näher! Welche Beschwerde stört Sie am meisten? Inwiefern wirkt sich diese Beschwerde auf Ihr Leben aus? (Wenn es mehrere Beschwerden sind, sollte man fragen: Inwiefern wirken sich a und b und c auf Ihr Leben aus? *Die letzten beiden Fragen zielen auf das Miasma, oder der Patient bringt einen mit seiner Antwort zu Ebene III.)*
Ebene 2 (Fakten)	Wachsam sein für Handbewegungen, Empfindungen oder Worte, die Energie tragen.	**Evaluierung der Ebene** Sobald eine Empfindung, eine energiegeladene Geste und/oder ein eigenartiges Wort aufgetaucht ist, ist es wichtig, gerade und ausschließlich diesen Pfad weiter zu verfolgen. ›Lassen Sie Ihre Beschwerden mal beiseite, beschreiben Sie nur dieses Wort, erklären Sie es, als wenn Sie es einem Ausländer erklären würden oder als wenn Sie ein Lexikon schreiben müssten!‹ ›Beschreiben Sie diese Geste! Was zeigen Sie mit dieser Geste?‹ (ggf. Geste wiederholen, amplifizieren lassen) **Weg zur nächsten Ebene** Wie fühlt sich .... an? Wie/in welcher Form wirkt es sich auf Sie aus?
Ebene 3 (Gefühle)	Wenn der Patient über Gefühle spricht, die im Zusammenhang stehen mit der Hauptbeschwerde bzw. den Beschwerden, oder die sich auf eine Situation beziehen, die er erlebt hat, dann ist es wichtig, diese Gefühle näher zu untersuchen unter folgenden Gesichtspunkten: • Was hat er gefühlt? • Wie ist das Gefühl? (Intensität) • Was ist das Eigenartige daran? Es geht dabei darum, zu erfahren, wie die Gefühle wahrgenommen wurden. Zur nächsten Ebene geht es auch über ein Gefühl, das mit Energie aufgeladen ist, oder das von einem Bild begleitet wird. Wachsam sein für eine Handbewegung oder ein Wort außerhalb des Kontextes, beide können zur Ebene 5 führen.	**Evaluierung der Ebene** Beschreiben Sie ihr Gefühl genauer! Womit können Sie dieses Gefühl vergleichen? Seien Sie ein bisschen präziser in Bezug auf das Gefühl! Verwenden Sie andere Worte! Nennen Sie eine Beispielsituation, in der Sie dieses Gefühl hatten! Was haben Sie als Reaktion auf dieses Gefühl getan? **Weg zur nächsten Ebene** Womit ist das Gefühl zu vergleichen? Was kommt Ihnen in den Sinn? Irgendeine Situation, die Sie sehr beeindruckt hat? Wie hat sich das angefühlt?

<table>
<tr><td>Ebene 4 (Wahn-idee, situatives Erleben, Bilder, Meta-phern, Träume)</td><td>Hier wird nach einem Bild oder nach einer bildhaften Vorstellung gesucht. Häufig wird die Formulierung ›es ist wie…‹ gebraucht.</td><td>Evaluierung der Ebene
Beschreiben Sie diese Erfahrung genauer!
Wie genau fühlt sich das an, bzw. welches Bild kommt Ihnen in den Sinn?
Geben Sie ein paar Beispiele für solche intensiven Situationen!
Wenn der Patient Gefühle beschreibt, dann werden diese – wie unter Ebene 3 ausgeführt – näher untersucht.
Wenn der Patient keine Bilder geben kann, dann fragen Sie nach Träumen. (Bypass)
Wenn der Patient keine spezifischen Träume erzählen kann, fragen Sie nach einer intensiven Situation und wie er diese wahrgenommen hat. (Bypass)
Wenn der Patient kein spezielles Bild und keine intensiv erlebte Situation beschreiben kann, dann fragen Sie nach Interessen, Hobbys, Ängsten, Phantasien, einem Buch, einem Kinofilm, einer Geschichte, die ihn sehr angesprochen, berührt oder geärgert hat und die ihm spontan in den Sinn kommt. (Bypass)
Wenn der Patient auch damit nicht aufwarten kann, dann laden Sie ihn ein, der Regisseur seiner eigenen Träume zu sein, und lassen Sie ihn etwas phantasieren. (Bypass)
Lassen Sie ihn die dabei auftretende(n) Geste(n) beschreiben.
Weg zur nächsten Ebene
Welche Empfindung haben Sie in dieser Situation? Wie genau fühlt sich das an?
Was zeigen Sie mit der Geste Ihrer Hand?</td></tr>
<tr><td>Ebene 5 (Vital-empfin-dung und Miasma))</td><td>Hier bestimmen Sie
• das Naturreich (›kingdom‹)
• das Unterreich (›subkingdom‹)
• die Ausgangssubstanz (›source‹)</td><td>Evaluierung der Ebene
Beschreiben Sie Ihre Erfahrung/Empfindung genauer!
Welche Empfindung haben Sie auf körperlicher oder emotionaler Ebene in der von Ihnen genannten Situation?
Was ist das Gegenteil davon?
Lassen Sie Ihre Beschwerden außer acht, beschreiben Sie das Wort genauer!
Beschreiben Sie die Handbewegung!</td></tr>
<tr><td>Ebene 6 (Energie)</td><td></td><td>Evaluierung der Ebene
Die präzise Untersuchung der Handbewegung führt zur Lösung des Falles. Die mit der Handbewegung verbundene Energie ist nicht-Menschen-spezifisch, sie führt zur Vitalempfindung und kann überall in der Anamnese bestätigt werden.</td></tr>
</table>

5. Ergänzungen zum Periodensystem

Einleitung

Im Zusammenhang mit der Verbreitung der Sankaran-Methode gibt es zunehmend mehr Literatur und insbesondere Tabellen zur Systematik der Pflanzen und der Tiere. Die für die erfolgreiche Verschreibung erforderlichen Kenntnisse der individuellen Überlebensstrategien der verschiedenen Tiere kann man sich über zahlreiche Medien verschaffen (Fachliteratur Biologie, Journale, Zeitungen, Internet).

Obgleich es auch zum Periodensystem Tabellenmaterial gibt, stellt die Verschreibung von Salzverbindungen eine besondere Herausforderung dar, weil die Kombinationsmöglichkeiten zwischen Kationen und Anionen besonders vielfältig sind, zumal wenn an einer mineralischen (oder gar organischen) Verbindung nicht nur zwei, sondern mindestens drei Elemente beteiligt sind.

Daher habe ich mich entschlossen, die Informationen, die ich über mehrere Jahre aus verschiedenen Seminaren und Büchern zusammengetragen habe, im Anhang dieses Buches zusammenzustellen. Als Quellen dienen alle Bücher von Rajan Sankaran, das Buch von Jayesh Shah ›Into the Periodic Table‹, Schröder Burmeister Verlag, Hamburg, meine Seminarmitschriften Goa 2004, 2005 und 2006, das Seminarskript Goa 2006 sowie die Seminarmitschriften der Seminare von Jayesh Shah ab Mai 2004 in Hamburg.

Ich will jedoch nicht versäumen, darauf hinzuweisen, dass alle diese Informationen hinsichtlich der *Vitalempfindungen* des Mineralreiches (im Unterschied zum Pflanzen- und Tierreich) aus einem anthropomorph geprägten Blickwinkel reflektiert werden. Andreas Holling hat sich dieses Problems angenommen, und in seinen ›*Dimensionen des Periodensystems*‹ genannten Hypothesen ein Konzept entwickelt, das diesen Mangel kompensiert. (www.homeomedia.de/downloads/materials/c4ec93d30423ddf9363e0feab089d37.pdf)

Das Periodensystem als Reflektion der menschlichen Entwicklung

1. Periode	Thema ist ***Sein*** oder ***Nicht-Sein***	Energie wird materialisiert
2. Periode	Thema ist ***Trennung*** (Geburt)	Kann ich außerhalb des Schoßes der Mutter unabhängig existieren, oder muss ich im Schoß meiner Mutter verbleiben, um überhaupt existieren zu können? Bin ich getrennt oder nicht?
3. Periode	Thema ist ***Identität***	(Der Geburtsprozess ist abgeschlossen.) Das Neugeborene existiert bereits als getrenntes, eigenständiges Wesen, aber es hat noch keine eigenständige Identität. Es hat noch nicht die Fähigkeit, für seinen eigenen Unterhalt zu sorgen, sondern braucht die Eltern für die Befriedigung seiner Grundbedürfnisse wie Nahrung, Kleidung, Wohnung, Schutz.
4. Periode	Thema ist ***Sicherheit*** und ***Schutz***	Familie, Haus und Arbeit gewähren den Schutzrahmen für das weitere Wachstum. Alles, was die so vermittelte Sicherheit bedroht (Arbeitslosigkeit, finanzieller Verlust, Diebstahl, Tiere sowie andere unbekannte Einflüsse von außen), macht Angst.
5. Periode	Thema ist das ***Neue***: Es geht um ***Kreativität, Beratung, Führung, Darstellung***	Die Person, die in der 4. Periode gelernt hat, für sich zu sorgen, geht jetzt in die Welt, um neue Eindrücke aufzunehmen. Es geht um die Fähigkeit, sich mit neuen Themen und Ideen zu befassen. Dabei stellt sich die Person die Frage: Bin ich ausreichend vorbereitet, um in die Welt zu gehen?
6. Periode	Thema ist ***Verantwortung, Macht, Führung***	Es geht darum, unabhängig zu sein, auf eigenen Füßen zu stehen, Verantwortung zu übernehmen und für sich und andere Entscheidungen zu fällen.
7. Periode	Themen sind ***Disintegration und Destruktion***	Materie wird in Energie umgewandelt. Die Themen sind weniger an die Materie geknüpft. Es geht um gigantische Energien, um hohes Alter und Tod.

Die Perioden

Erste Periode

***Hydrogenium**:* Sein oder Nicht-Sein

***Helium**:* Die Struktur ist komplett, und er ist glücklich in der Erfahrung der Ganzheit seiner Existenz. (*Sol:* 25% Hydrogenium, 75% Helium)

Zweite Periode

Sowohl bei Lithium, als auch bei Beryllium und Boron existiert keine Trennung im Sinne einer Identität, sondern eine starke Abhängigkeit von der Mutter. Der Gedanke an Trennung löst Panik aus und das Gefühl von Hilflosigkeit: ›Wenn ich getrennt werden sollte, habe ich keine Nahrung und keinen Schutz. Ich bin dann ohne Struktur.‹ Links von Kohlenstoff in dieser Serie stehen Elemente, für die kennzeichnend ist, dass ein Bedürfnis besteht oder dass etwas fehlt. Rechts von Kohlenstoff stehen die Elemente, die als Versorger auftreten, um die (ungestillten) Bedürfnisse zu befriedigen.

***Lithium**:* Ist völlig abhängig und klammert sich daher an seinen Versorger. Lithium in Stadium 1 hat noch überhaupt keine Fähigkeit zu einer eigenen Struktur. ›Ich kann mir nicht vorstellen, getrennt von meinem Versorger zu leben.‹

***Beryllium**:* Kann in Anwesenheit oder im Beisein seines Versorgers/Unterstützers wenigstens etwas tun: ›Ohne ihn bin ich nichts und niemand, mit ihm kann ich alles tun.‹ Beryllium unternimmt die ersten Ansätze, sich von seinem Versorger zu trennen, und damit erste Schritte auf eine eigene Struktur hin.

***Boron**:* ›Es macht mich unsicher und es macht mir Angst, wenn Menschen, die ich mag, weggehen und sich von mir trennen. Wie will ich ohne sie leben? Ich kann schlecht Entscheidungen treffen. Was fehlt mir, dass ich so schlecht Entscheidungen treffen kann? Will ich zu Hause bleiben oder will ich das Haus verlassen?‹ (Konflikt zwischen dem Impuls nach Unterstützung und Sicherheit einerseits und dem Impuls nach Trennung andererseits) ›Bin ich schon getrennt oder bin ich noch Teil meiner Mutter?‹

In Kohlenstoff, Stickstoff und Sauerstoff finden sich – mit nach rechts zunehmender Tendenz – erste Ansätze einer Trennung statt.

***Kohlenstoff**:* In Stadium 10 ist die Struktur jeweils komplett (s. u.). ›Ich habe meine eigene Struktur. Ich bin Ich selbst und muss entsprechend dieser Realität reagieren.‹ Die Kohlenstoffverbindungen können sowohl stabil als auch instabil sein. Daher: ›Kann ich für mich sein oder muss ich immer noch in der Nähe meines Versorgers sein? Andererseits fühle ich, dass ich loslassen muss, aber kann ich das auch?‹ - Mangel an Reaktion, Verwirrung und Orientierungslosigkeit sind wichtige Aspekte von Kohlenstoffverbindungen.

***Stickstoff**:* Die Nabelschnur ist durchtrennt. Kennzeichnend ist ein Prozess von Bindung und Loslassen sowie Themen von Ausdehnung und die Angst davor. Die Bindung an die Mutter löst Beklemmung aus und muss daher gelöst werden: ›Ich will nach draußen gehen, aber man lässt mich nicht.‹

***Sauerstoff**:* Wenn der Geburtsvorgang beendet ist, muss das Baby den ersten eigenen Atemzug tun. (Fall: Nach seiner Pensionierung will er sich von seiner Frau und seinen Kindern trennen, gleichzeitig sorgt er für ihre materielle Absicherung: ›Wenn ich sterbe, sollen sie materiell nicht leiden.‹) Wenn Sauerstoff sich verbindet, trägt er die Energie dessen, mit dem er sich verbunden hat.

***Fluor**:* Die Trennung ist komplett, so dass er völlig getrennt und unabhängig ist.

***Neon**:* ›Ich bin getrennt, und ich bin zufrieden mit der Trennung. Ich brauche niemanden, um meine Bedürfnisse zu befriedigen.‹ Edelgase kommen atomar statt molekular vor. Die Energieniveaus (Schalen) der Atome sind abgeschlossen, d. h. mit Elektronen aufgefüllt. Sie benötigen keine Elektronen von anderen Elementen um komplett zu sein, sie gehen keine Verbindungen ein.

Dritte Periode

Alle Elemente in der Periode links von Silicium haben eine schwache eigene Identität, die noch nicht völlig entwickelt ist, und sie sind daher in nach rechts abnehmendem Maße abhängig von ihrem Versorger.

***Natrium**:* Braucht die Bindung, ohne sie fühlt er sich unfähig, mit ihr entwickelt er seine Identität. Sie brauchen eine völlige Abhängigkeit auf der Basis einer 1 : 1 Beziehung, um ein Gefühl für ihre eigene Identität zu entwickeln. Es ist so, als würden sie in der Struktur eines anderen leben. Sie haben nicht wie Neon die Fähigkeit, ohne eine Beziehung alleine zu existieren. Stattdessen benötigen sie die Identität ihrer Eltern, ihres Ehepartners, ihrer Kinder, um sich sicher und unabhängig fühlen zu können, so als hätte er keine inneren Ressourcen, um aus sich heraus zu existieren.

(*Natrium muriaticum*: ›Ich bin in jeder Beziehung völlig abhängig von meinem Partner.‹ Sie wollen sich an jemanden klammern (Na), und gleichzeitig wollen sie ausbrechen aus dieser engen Beziehung (Cl). Deswegen verlieben sie sich in den Postboten oder in eine verheiratete Person.)

***Magnesium**:* Will sein Gefühl für eine individuelle Wahl entwickeln, aber er hat viel Angst davor, dies öffentlich zu äußern. ›Ich möchte nicht Ich selbst sein, denn, wenn ich Ich selbst bin, dann bin ich alleine. Das macht mir sehr viel Angst. Ich will tun, was Du von mir möchtest, essen, was Du möchtest, ich esse es, weil ich mich nicht traue, Ich selbst zu sein. Wenn ich wage, meine Wahl zu treffen, Ich selbst zu sein, dann bin ich ausgeschlossen, dann verliere ich die Unterstützung dessen, der mich versorgt, und das macht mir Angst.‹ Um nicht ausgeschlossen zu werden, machen sie Kompromisse und unterdrücken ihren Ärger.

***Aluminium**:* Hat eine völlige Verwirrung über seine Identität. Er ist komplett hin und her gerissen zwischen A und B. Er will eine Identität haben, aber gleichzeitig zweifelt er sie an.

***Silicium**:* ›Ich bin mir darüber bewusst, wer ich bin. Ich habe ein klar umrissenes Bild von mir und eine spezielle Identität.‹ (Dieses Charakteristikum ist auch bekannt für Silicea, die bekannteste Silicium-Verbindung: Silicea hat eine fixierte Identität und versucht diese mit allen Mitteln zu erhalten und bestätigt zu bekommen z.B. ein guter Schüler zu sein. Wenn diese Identität in Frage gestellt wird, erzeugt das Angst in Menschen, die Silicea brauchen.)

Alle Elemente in der Periode rechts von Silicium sind gekennzeichnet durch eine Entwicklung zunehmender Identität, die eine Beziehung mit anderen Menschen und nicht nur die mit ihrem jeweiligen Versorger einschließt.

***Phosphor**:* Sie haben das Gefühl, dass ihre Struktur ausgehöhlt wird. Er hat seinen eigenen Willen, seine eigene Identität, trifft seine eigene Wahl und demonstriert damit: ›Ich bin anders als ihr.‹ Anders als Magnesium kann Phosphor sich selbst führen, weil er in seiner Identität viel weiter entwickelt ist. Phosphor will und kann das Haus verlassen, ohne dabei den Kontakt zu seinem Versorger aufrecht zu erhalten. Weil Phosphor seine Fähigkeit entwickelt hat, für sich selbst zu sorgen, kann er das Haus verlassen und draußen Freunde kennen lernen.

***Sulphur**:* Die Struktur bröckelt so weit, dass sie ihre Zweckmäßigkeit und Nützlichkeit verloren hat. Aufgrund dieser vormals vorhandenen Struktur hat er aber ein starkes Ego; er ist stolz auf sich, und er ist sich bewusst, dass er es besser kann als die anderen. Er ist stolz auf die Identität, die er hat.

***Chlor**:* Hat eine völlig entwickelte Identität. Seine Identität orientiert sich dabei noch an seinem Gegenüber bzw. an seinen Versorger: ›Ich bin für das Gegenteil von dem, was Du vorschlägst/vorgeschlagen hast.‹ Deswegen wollen sie aus der Umgebung, in der sie sich befinden, ausbrechen.

Argon: ›Meine Struktur ist völlig aufgelöst und ist kein Thema mehr. Worin auch immer Identität besteht, ich bin damit einverstanden und zufrieden. Ich habe eine Identität und ich bin damit zufrieden.‹

Vierte Periode

Kalium: ›Ich existiere, ich habe eine eigenständige Identität, ich kann für mich selbst sorgen und mich selbst ernähren, aber ich habe nicht die Fähigkeit, mich selbst zu schützen und abzusichern.‹

Calcium: Im Unterschied zu Kalium kann er bereits einige eigene Schritte zu seiner eigenen Sicherheit unternehmen, aber er braucht dazu immer noch die Unterstützung seines Versorgers und die Rückgriffsmöglichkeit auf ihn. Denn die geringste Bedrohung lässt ihn zu ihm zurückkehren bzw. sich an ihn wenden. Die Unterstützung betrifft im Wesentlichen die Bereiche Arbeit, Geld und Umfeld (Wohnung), durch die sich seine Existenz sichern lassen.

Scandium: Als Element in Stadium 3 sind die Zweifel bei Scandium am deutlichsten: ›Kann ich meine eigene Struktur und damit Sicherheit finden oder bleibe ich dafür von jemanden abhängig?‹

Titanium: ›Ich beginne, selbst für meinen Schutz zu sorgen, aber ich bin mir unsicher, ob ich dazu auch wirklich in der Lage bin.‹ Der Aufbruch ist begleitet von freudiger Erregung über das, was er in seinem Leben tun will. Gleichzeitig begleitet ihn die Frage: ›Was würde ich verlieren, wenn ich scheitere? Was steht auf dem Spiel?‹ Der mögliche Versagensdruck steigt mit zunehmendem Atomgewicht.

Vanadium: Wechsel zwischen Aufbau der Sicherung und Zweifel an den eigenen Fähigkeiten dazu: ›Kann ich für mich Schutz aufbauen oder nicht?‹

Chromium: Er hat seinen Schutz aufgebaut, aber er ist sich unsicher, ob er sich darauf verlassen kann. Er muss sich und den anderen noch unter Beweis stellen, dass sein Schutz taugt. Aber er benötigt niemandem mehr, um sich seinen Schutz zu schaffen.

Manganum: Obwohl der Schutz aufgebaut ist, ist er sich nicht sicher, ob der Schutz nicht nur unter gewöhnlichen Umständen, sondern auch unter Extrembedingungen hält: ›Ich weiß, dass ich mich schützen kann, aber wie vielen Anfechtungen kann ich dabei widerstehen? Wie sehr bin ich in der Lage, mich in schwierigen Situationen schützen?‹

***Ferrum**:* Der errichtete Schutz hat sein bisher größtes Ausmaß erreicht, was sich in dem Druck spiegelt, den der Patient erlebt bzw. ausüben kann. Wenn er gezwungen wird, etwas gegen seinen Willen zu tun, dann wird er sich dem widersetzen: ›Ich muss mich schützen und gleichzeitig verteidigen gegen Druck und Widerstand von außen, und meine Struktur und meine Schutzmechanismen sind so weit entwickelt, dass ich das auch kann.‹

***Cobaltum**:* ›Anders als bei Ferrum bin ich in der Lage, dem Widerstand ins Gesicht zu sehen und meine Schutzvorrichtungen zu verteidigen, aber mich plagen Selbstzweifel, ob ich in jedem erdenklichen Fall dazu in der Lage sein werde.‹

***Niccolum**:* Die Schutzmechanismen sind komplett und höchst ausgefeilt. ›Ich kann mich und andere erfolgreich schützen.‹

***Cuprum**:* Die Schutzmechanismen erweisen sich als effektiv. Er muss diesen Level aufrechterhalten, um gegen Angriffe von außen gewappnet zu sein. Die Schutzmechanismen sind intermittierend Angriffen ausgesetzt.

***Zincum**:* Anders als bei Cuprum erlebt er jetzt einen kontinuierlichen Angriff auf seine Schutzmechanismen und hat das Gefühl, mehr nicht aushalten zu können.

***Gallium**:* Der voll entwickelten Struktur sowie den voll entwickelten Schutzmechanismen droht ein Einbruch. ›Meine Struktur und mein Schutz sind nicht mehr das, was sie einmal waren. Ich kann meinen eigenen Erwartungen nicht mehr entsprechen. Angesichts der Tatsache, dass Jüngere meine Aufgaben erledigen, frage ich mich: ›Werde ich bereits alt oder trage ich noch zum Erhalt der Struktur und deren Schutz bei?‹ (Fall: Ein Facharbeiter, der sechs Jahre lang arbeitslos war. Er hatte das notwendige Wissen, Fähigkeiten und Erfahrung, aber es gab keine Firma, die es abrufen wollte.)

***Germanium**:* Bei Germanium nimmt das Gefühl der Unfähigkeit und des sich Überflüssigfühlens verglichen mit Gallium zu. ›Ich nehme in mir eine Schwäche wahr, meine (vollständige) Struktur und ihren Schutz aufrecht und funktionsfähig zu erhalten.‹

***Arsenicum**:* Arsenicum nimmt tatsächlich wahr, dass Teile seiner Struktur und seines Schutzes verloren gehen. Er erlebt das, als würde jemand ihn seiner Struktur und seines Schutzes berauben. Dadurch nimmt das Gefühl zu, überflüssig zu sein: ›Wie lange noch werde ich in der Lage sein, wie viel meiner Struktur und meines Schutzes zu bewahren? Die Dinge geraten mir außer Kontrolle. Ich kann mich an niemanden wenden, um mir helfen zu lassen, ich muss es selber tun.‹

Selenium: Er hat die Fähigkeit und die Energie verloren, zu arbeiten und damit seine Struktur und deren Schutz aufrecht zu erhalten.

Bromium: Er ist völlig alleine und auf sich gestellt, um Angriffe und Gefahren abzuwehren. Dadurch fühlt er sich unsicher. Er bekommt von niemandem Unterstützung. Sonstige Themen: Geister, verfolgt werden, Gewissen, Schuld, Bestrafung, schlagen.

Krypton: ›Ich bin zufrieden mit dem Grad an Sicherheit, den ich habe.‹

Fünfte Periode

In der fünften Periode spielen die Themen von Beziehung und Sicherheit keine Rolle mehr. Stattdessen sind die Themen hier: **Abenteuer, Rat, Beratung, unterrichten, lernen, Techniken, Fertigkeiten und Geschick.**

Rubidium: Wie bereits Lithium, Natrium und Kalium lebt Rubidium in der Struktur eines anderen, weil er überhaupt nicht in der Lage ist, alleine, d.h. aus sich heraus, etwas Neues und Kreatives zu tun.

Strontium: Im Unterschied zu Rubidium beginnt er neue Bereiche zu erkunden und etwas Neues zu lernen, aber dabei fühlt er sich völlig unfähig, dies alleine zu tun. Er braucht dafür im Hintergrund immer jemanden, auf den er im Bedarfsfall zurückgreifen kann.

Yttrium: ›Kann ich mir zutrauen, mich auf etwas Neues einzulassen, kann ich dazulernen und kreativ sein – oder nicht?‹ Er lässt seine Augen wandern über das, was für ihn in Frage kommen könnte, aber er kann sich noch nicht entscheiden, was für ihn passend ist. – Im Unterschied zu Scandium, das in der 4. Periode im Stadium 3 steht, hat Yttrium allerdings bereits wesentlich mehr Identität, die sich widerspiegelt in seinem Namen, seiner Reputation und seinem Einfluss.

Zirconium: Arbeitet daran, eine Grundlage zu legen für seine Kreativität. Zu seinem Neuanfang hat er sich bereits Gedanken gemacht: ›Ich habe begonnen, etwas Neues anzufangen, etwas Neues zu entwickeln, aber ich bin mir nicht ganz sicher, ob ich auch wirklich dazu in der Lage sein werde.‹

Niobium: Schwankt hin und her zwischen dem Reiz, etwas Neues zu beginnen und dem Risiko, zurückzukehren, wenn es nicht klappen sollte.

***Molybdenum**:* Es ist für ihn eine Herausforderung, etwas Neues zu beginnen bzw. zu tun. Er muss es sich auch beweisen, und gleichzeitig ist er sich seiner selbst dabei nicht sicher. Aber er benötigt dafür keine Führung und Unterstützung.

***Techneticum**:* Er ist sich bewusst, dass er etwas Neues anpacken kann, aber er ist sich unsicher, wie weit er dabei gehen kann.

***Ruthenium**:* Er beweist Ausdauer dabei, etwas Neues zu beginnen bzw. durchzuführen. Er macht das alles alleine, d.h. ohne Unterstützung, sondern auf sich gestellt. Für diese Aufgabe sind Zähigkeit und Ausdauer erforderlich.

***Rhodium**:* Das, was er Neues geschaffen haben, ist abgeschlossen. Trotzdem beschleichen ihn Selbstzweifel, welche Auswirkungen es haben könnte, wenn er jetzt noch einen klitzekleinen Fehler machen würde. Er hat die Befürchtung, er würde nie die Spitze erreichen und auch nicht die damit verbunden Anerkennung erhalten.

***Palladium**:* ›Ich habe erfolgreich etwas Neues auf die Beine gestellt und erhalte dafür die gebührende Anerkennung.‹

***Argentum**:* Seine Leistungen und deren Darbietung sind erfolgreich, sie werden aber auch einer kritischen Prüfung unterzogen. Um weiterhin die Anerkennung für die eigenen Leistungen zu erhalten, muss er Anstrengungen unternehmen, um den Standard seiner Leistungen aufrecht zu erhalten. Es gibt einen großen Druck, die erworbene Erlesenheit zu erhalten, denn gleichzeitig fürchtet er diese zu verlieren.

***Cadmium**:* Die erlesene Qualität der neu geschaffenen Struktur gerät noch mehr unter Druck als schon bei Argentum, weil es einen konstanten Angriff auf seine damit verbundene Position gibt. Er muss ständig Anstrengungen unternehmen, um sein hohes Niveau aufrecht zu erhalten, was zunehmend schwieriger wird.

***Indium**:* ›Ich verliere meine Fähigkeit, etwas durchzuführen und eine Lösung für etwas Neues zu finden. Ich muss sehr große Anstrengungen unternehmen, um ein komplettes Versagen zu vermeiden.‹ (Fall von Jayesh Shah. Ein Patient von J.S. saß als Teilnehmer in einem seiner Seminare. Er sagte, das Hauptproblem in seinem Leben sei die Homöopathie. ›Ich verstehe die Gedanken und Konzepte einfach nicht. Ich weiß nicht, woran es liegt. Sind meine Gedanken überholt? Außerdem habe ich nicht genug Energie, um Sex haben zu können, aber jeder andere kann es.‹ Er schenkte Jayesh viermal dasselbe Buch und erzählte ihm zehnmal eine Anamnese, wo er ein Schilddrüsenproblem mit Bryonia geheilt hatte. – Solche Menschen müssen einen Indium-, Stannum-, Selenium- ... Club gründen, in dem sie sich gegenseitig ihres ehemaligen Glanzes versichern und in ihm schwelgen können.)

Stannum: Er verliert seine Fähigkeit etwas durchzuführen, und fühlt sich daher leer, schwach und ausgelaugt.

Antimonium: Er hat die Fähigkeit verloren, etwas durchzuführen und ist zu schwach, um das ehemals Aufgebaute zu erhalten. Er ist unfähig, im Jetzt etwas zu gestalten und durchzuführen. Da er sich dadurch seiner Nutzlosigkeit bewusst wird, wendet sich sein Blick zurück, und er schwelgt in Nostalgie.

Tellurium: Er hat alle Fähigkeiten und Kraft verloren, etwas Neues aufzubauen und zu gestalten. Es gibt auch keine Hoffnung auf eine Wiederherstellung seiner alten Kraft. Deswegen gibt er alle Anstrengungen und Gedanken in Bezug auf Kreativität auf.

Iodine: Er ist völlig alleine und ohne Führung in einer neuen und gefährlichen Situation: In dieser Situation besteht die Gefahr, plötzlich bedroht zu werden, betrogen zu werden, in die Ecke gedrängt oder ermordet zu werden. Er kann sich auf niemanden verlassen.

Xenon: ›Ich bin zufrieden mit meiner Kreativität.‹

Sechste Periode

Zentrale **Stichworte** der 6. Periode sind: **Macht, Kontrolle, Verantwortung**, sich **geistig** oder **körperlich behindert** fühlen, **Idiot, dumm, mental gefordert.**

Caesium: Sie versuchen impulsiv, ohne Erfahrung und ohne Fähigkeiten, Macht und Kontrolle auszuüben. Alleine ist es ihnen aber nicht möglich, deswegen hätten sie für ihr Vorhaben gerne Unterstützung. In Analogie mit dem Thema des ersten Stadiums kann man für Caesium formulieren: ›Wenn ich könnte, wäre ich gerne der Präsident.‹ Stattdessen reden sie, ohne ihren Verstand zu gebrauchen, deswegen sagen sie impulsiv und unverblümt dumme und unverschämte Dinge.

Barium: Hat die Wahnidee, dass seine Beine abgetrennt sind. Er ist unfähig, auf seinen eigenen Füßen zu stehen und braucht deshalb Unterstützung von außen, eine Krücke. Er ist bereit, selbst aufzustehen, aber dazu benötigt er die Unterstützung eines anderen oder die Hilfe einer Krücke. Daher ist er abhängig, weil er jemand anderen braucht, der für ihn die Verantwortung übernimmt. – In Analogie mit dem Thema des zweiten Stadiums ist Barium wie jemand, der mit Krücken am Fuße eines Berges steht und sagt: ›Ich kann mich nicht entscheiden, was ich tun soll, aber ich wäre gerne der Präsident der USA.‹ Sie erleben ihr Handikap nur auf der mentalen Ebene; und es ist ihre geistige Verfassung, die sie am Fuße des Berges hält. – Was immer sie tun, sie entwickeln dafür eine Routine, und jedes Abweichen von dieser Routine versetzt sie in Panik.

Lanthanum: Wie alle anderen Mittel in Stadium 3 führt das mit seiner großen inneren Unsicherheit verbundene Schwanken zwischen einerseits seinen Ansätzen zu einer eigenen und unabhängigen Tätigkeit und andererseits der Unsicherheit darüber zu einem Stillstand im Hinblick auf die Entwicklung der eigenen Unabhängigkeit. ›Kann ich Verantwortung übernehmen oder nicht?‹

***Hafnium**:* Beginnt unabhängig zu sein und Verantwortung zu übernehmen. Aber ist unsicher, ob er dazu befähigt ist. ›Ich kann versuchen, die Macht zu erlangen, aber ich sitze fest, und es mangelt mir an der Kraft, mein Ziel, die Macht zu erlangen, weiter zu verfolgen.‹ (Divya Chhabra: Ein Patient hatte heftige Angstattacken und sehr große Todesangst bzw. Angst vor jedweder Krankheit. ›Ich habe das Gefühl, dass es eine emotionelle Krücke ist, aber ich habe wieder angefangen zu rauchen. Ich fühle mich deprimiert und wertlos. Ich träume, dass ich in einem Auto den Berg hochfahre, aber das Auto rollt zurück. Ich habe nicht die Kraft, auch nur ein bisschen weiter zu gehen. Ich bin frustriert und hilflos. Ich komme nicht hoch. Das ist keine Kraft im Motor.‹ Wie ist die Empfindung von Hilflosigkeit? ›Wie jemand der ein Krüppel ist.‹ – Interpretation: Er beginnt aufzusteigen, aber wenn er festsitzt, hat er keine weiteren Kraftreserven, um weiter zu steigen. Diese Menschen erleben das Festsitzen als Versagen, weil sie trotz ihrer Versuche nicht weiterkommen.

***Tantalum**:* Er hat den Punkt des Festsitzens von Hafnium bereits überwunden. Aber in der letzten Minute, bevor er die Macht ergreifen könnte, zerbricht sein Traum von der Macht, weil sich die Umstände geändert haben. ›Ich wusste, dass ich die Fähigkeit dazu haben würde, aber etwas jenseits meines Einflusses hat meine Träume zerstört.‹ – siehe die Qualen des Tantalus. – ›Ich habe so viel Kraft und Einsatz in die Erreichung meines Zieles gesetzt, aber im allerletzten Moment führt etwas zum Versagen. Ich bin verzweifelt, es fühlt sich wie Betrug an.‹ (Divya Chhabra)

Tungsten – Wolfram – überwindet die Grenze von Tantalum. ›Ich bin an der Spitze angelangt! Ich kann es mir leisten, meinen Erfolg zu genießen und zu erhalten. Ich muss hier stehen, und ich muss stark bleiben in dieser kritischen, risikoreichen Situation. Aber tief innen drin fühle ich mich schwach und kraftlos.‹ Diese Menschen suchen risikoreiche Situation, die ihnen ein hohes Durchhaltevermögen und eine große Zähigkeit abverlangen. Diese Menschen bleiben kontrolliert und beherrscht in extrem belastenden Situationen, sie kontrollieren ihre Gefühle, die sie schwächen könnten. Die risikoreichen Situationen haben oft etwas zu tun mit hohen Geschwindigkeiten. Menschen, die Tungsten benötigen, können große Gewichte heben.

***Rhenium**:* Diese Menschen bewegen sich in einer anderen Kategorie von Macht: Sie haben Macht über das Wohl und Wehe, über die Bestimmung anderer Menschen. Damit haben sie den nächsten Gipfel der Macht erklommen, sie tragen eine hohe Verantwortung. Sie bekleiden hohe und wichtige, mit Macht ausgestattete Posten (Präsident, Kommandeur, General, Rockstar), dennoch sind sie zugänglich. Sie brauchen die Anstrengung des ganzen Teams und das Vertrauen der Menschen. Sie versuchen, von den Menschen gemocht und geliebt zu werden, weil sie ohne sie nicht ihre Position erreichen können.

Osmium, Iridium und Platinum werden in der Natur zusammen gefunden. Hinsichtlich ihrer chemischen sowie ihrer homöopathischen Merkmale sind sie ähnlich. Sie wollen ihre Macht und ihre Machtposition erhalten, die dadurch gekennzeichnet ist, dass sie hoch über dem Rest stehen. Sie haben einen hohen Standard, und sie zeichnen sich aus durch Eleganz, Schmuck, Noblesse und Kultivierung.

***Osmium**:* Will seine Führungsposition durch Martyrium (Torturen und Qualen, die er auf sich nimmt) unter Beweis stellen und aufrecht erhalten. Nach außen erhalten sie eine Haltung der Noblesse aufrecht, während sie innen grob, rau, widerlich und unverschämt sein können. Sie sind wie Führer in einem Krieg: Während der Krisis müssen sie an der Spitze bleiben, sonst werden sie ihre Position verlieren: ›Du musst mir folgen, weil Du an meine Fähigkeiten glaubst.‹ Um zu führen, braucht man ein Ego, aber wenn man sein Ego nicht kontrolliert, dann wird man gemein und unverschämt gegen andere. Osmium ist ständig bemüht, das Gleichgewicht zwischen Ego und Eleganz zu finden, aber es gelingt ihm nicht. Osmium ist der König auf dem Thron, dem seine Untertanen zu Füßen sitzen, und der König stinkt.

***Iridium**:* Iridium ist von seiner Natur her ein Katalysator. Um seine Positon zu erhalten, stellt Iridium eine Brücke her zwischen Menschen, die Macht haben. Iridium sind die Menschen, die hinter dem Thron stehen. Sie bleiben die Nr. 2 in der Hierarchie der Macht. Sie beanspruchen die Macht nicht, eigentlich ist ihre Macht sogar stärker als die derjenigen auf dem Thron. Aber wenn es um die Übergabe und die Zuerkennung der Macht geht, dann kommen sie nicht auf den Thron. Bei ihnen bewegt sich der Konflikt zwischen den Polen, ihre Grenzen zu verlieren oder unzugänglich zu sein. Das schwere Gefühl der Macht ist stärker geerdet. Ihre Grenzen zu verlieren würde bedeuten, ihre Identität und ihre Autonomie zu verlieren, unnahbar und isoliert zu sein. Kommunikation ist die Stärke von Iridium, und für diese Kommunikation benötigen sie klare Grenzen. Dadurch fühlen sie sich losgelöst von den Menschen. Iridium-Patienten fühlen sich angezogen von glänzenden Schmuckstücken, Ringen und Metallen.

***Platinum**:* Steht vollständig auf eigenen Füßen und übernimmt erfolgreich die Verantwortung für sich und andere. Er hat die Fähigkeit zur Macht bzw. die Macht, sein Leben und das anderer zu kontrollieren. – *Platin* fühlt sich anders und abgehoben vom Rest, über den er sich erhaben fühlt. Sie müssen ihre Position aufrecht erhalten, indem sie anders sind. Sie leben isoliert in ihrem Elfenbeinturm, weil sie sich nicht mit dem gewöhnlichen Volk mischen wollen. Wenn sie es aber tun sollten, dann bleiben sie nicht die Besten. Anderen gegenüber sind sie geringschätzig, können sich aber auch verachtet fühlen bzw. das Gefühl haben, dass auf sie herabgeschaut wird. In der Natur ist Platin ein stumpfes Metall, das nicht den Glanz von Silber hat. Sie können daher die Wahnidee entwickeln, dass sie nicht die Wertschätzung erhalten, die sie verdienen.

***Aurum**:* Für Aurum sind kennzeichnend sehr hohe Leistungsbereitschaft und Leistungsfähigkeit, Pflichterfüllung und das Bedürfnis, dieses Niveau aufrecht zu erhalten. Der Bereich, in dem Aurum seine Verantwortung wahrnimmt, ist begrenzt. Der Wechsel in einen anderen Bereich erscheint schwer. Daher hat er das Bedürfnis, in dem ihm vertrauten Bereich tätig zu sein. Aurum ist einfach der König, der seine Verantwortung wahrnimmt und seine Pflicht tut. Dafür wird er respektiert und geliebt von seinem Volk. Er behält seine hohe moralische Position inne. Wenn er versagt, verliert er seine Macht, stürzt und fühlt große Schuld.

***Mercurius**:* Die von ihm erworbene Position und Funktion wird bedroht durch Menschen in seiner Umgebung, die seine Fähigkeit, die Kontrolle aufrecht zu erhalten, unterminieren, weil sie ihn seiner Macht berauben wollen. Deswegen muss er große Anstrengungen unternehmen, um dagegen zu halten. – Derjenige, der ihm in der Rangfolge der Macht am nächsten steht, versucht ihn seiner Position zu entheben. Deswegen kann er selbst den geringsten Widerspruch von dieser Person nicht ertragen. Er befürchtet, von dieser Person getötet zu werden, womit diese sich Zugang zur Macht verschaffen möchte.

Thallium: Ein Meister der Kontrolle der Macht, eine Autokrat. Alterung, Überflüssigsein und Stagnation spielen an dieser Stelle im Periodensystem eine große Rolle. Er hat Angst, seine Macht und seinen Einfluss zu verlieren, wenn jemand anderes an die Macht käme oder an der Macht wäre. Deswegen ändert er seine Strategien und probiert neue Wege aus. Seine Dynamik lautet: ›Schreite fort oder sterbe!‹ (Grauwerden der Haare ist eines des wichtigsten Symptome einer Thalliumvergiftung.)

***Plumbum**:* Ist so lange der Autokrat gewesen, dass er den Kontakt zu denen verloren hat, die er regiert. Plumbum wird selbstgefällig in seiner Macht, er bleibt in seiner Burg sitzen, sonst würde das Volk ihn töten. Plumbum ist der dekadente König, der das Geld verschwendet. Er kann nicht von der alten Macht loslassen, weil er in seinem Denken und Handeln rigide und dogmatisch ist. Plumbum ist süchtig nach der Macht, geradezu monoman. Indem er so an Altem festhält, hat er große Angst, alles zu verlieren, was er besitzt. Am meisten aber fürchtet er, entthront, ermordet oder hinter Gitter gebracht zu werden. Deswegen vermeidet er es, sich in der Öffentlichkeit zu zeigen.

Bismuth: Er ist der König, der die Macht verloren hat. Er ist zu schwach, um seine Machtposition und seine Verantwortung dafür aufrecht zu erhalten. Er hat Angst alleine zu sein und empfindet Einsamkeit unerträglich, deswegen klammert er sich an jemanden oder an etwas.

Polonium: Hat seine Macht verloren, so wie Sulfur, aber er unternimmt keine Anstrengungen, sie aufrechtzuerhalten oder sie wieder aufzubauen. Stattdessen lebt er in einer Phantasiewelt von Macht und König. Er ist der Kaiser in Lumpen.

***Astatine**:* Seine ganze Fähigkeit zu Entscheidungen und zur Macht ist ihm genommen.

***Radon**:* ›Ich bin zufrieden mit der Führung.‹ Ich bin, so wie ich bin, komplett, vollständig, ohne das Bedürfnis nach Macht. Ich werde aufsteigen über die materielle Welt, über die Jagd und das Bedürfnis nach Macht. Dabei werde ich losgelöst sein im Universum von allen weltlichen Bindungen und die ganze Geschichte bei Caesium von Neuem beginnen. (Divya Chhabra berichtete von einer weiblichen Patientin, die unter Zahnschmerzen, Erkältungen und einer Distanz zwischen ihr und ihrem Mann litt. Wenn sie sich aufregte, dann aß sie, und dann fühlte sie sich vollständig, mächtig und stark und brauchte keine anderen Menschen. Wenn der Streit mit ihrem Mann für sie zu intensiv wurde, dann löste sie sich innerlich auf, fühlte sich alleine und hilflos.)

Siebte Periode

Francium, Radium und Actinium sind natürlich vorhanden, die anderen Vertreter der 7. Periode sind synthetisch hergestellt. Nach der Atombombe hat eine neue Ära begonnen, die dadurch gekennzeichnet ist, dass es inzwischen Energien gibt, die viel stärker und gefährlicher sind als alle anderen Energien zuvor. Die Entwicklung dahin erfolgte leise, aber sie wird zunehmend lauter. Die Eigenschaft der Radioaktivität ist ein Kennzeichen einiger natürlicher

Elemente und mancher synthetischer Elemente, die einem spontanen nuklearen Zerfall unterworfen sind. Dabei setzen sie entweder α-, β- oder γ– Strahlen frei.

Francium: Ist das instabilste der ersten 101 Elemente mit einer Halbwertszeit von 22 Minuten. Es ist verschwindend selten und wurde bisher nur in Spuren als Beimischung in einigen Uranmineralien gefunden. Es wurde nie als reines Element isoliert. Da es so hoch radioaktiv ist, würde bereits die kleinste Menge dazu führen, dass die anderen Elemente zerfallen. Es drückt seinen Impuls aus, sein inneres Licht zu offenbaren, aber gleichzeitig fühlt es sich hinsichtlich dieses Impulses sehr unsicher.

Radium und die ***Aktiniden*** haben das Bedürfnis, ihre innere Energie zum Wohle anderer freizusetzen und dabei sich selbst zu transzendieren. Aber diese Kraft hat nicht nur die Eigenschaft zu dienen, sondern auch zu zerstören. Die Grenzlinie zwischen konstruktiver und destruktiver Aktivität ist sehr dünn. Alle radioaktiven Elemente liegen auf dieser Linie. Ein kleiner Fehlgriff kann zu einer verheerenden Zerstörung führen und den Segen bei weitem überwiegen. Mit der Zerstörung kommt das Thema der Schuld. Allgemein kennzeichnende Worte (im Sinne einer ***Vitalempfindung***) sind: **Schwarz, dunkel, Macht, Veränderung.** Charakteristisch ist auch, dass sie das Bedürfnis haben, in ihrem eigenen Licht zu (er)strahlen, und dass sie die Fähigkeit haben, Form und Größe zu ändern.

Actinium: Scheint mit blauem Licht. Es hat das Bedürfnis, absolute Macht zu demonstrieren, und zwar eine Macht, die gigantischer ist als alles, was der Mensch je gekannt oder kontrolliert hat. Actinium hat das Verlangen, die Kraft zu erzeugen, aber es hat noch nicht die Fähigkeit dazu. Daher gibt es nur das Licht ab, aber es explodiert nicht. Denn es ist auf der Ebene der Absicht stecken geblieben, es hat die Ebene des Leistens nicht erreicht. Die Angst vor Krebs ist ein großes Thema, und verschiedene Ichs (s. Filme über das Klonen). Voller Zweifel: ›Kann ich mich selbst zusammenhalten?‹

Lanthaniden

Zu den Lanthaniden gehören die vierzehn auf Lanthanum folgenden Elemente, Cerium bis Lutetium. Lanthanum und die vierzehn folgenden Elemente (Ordungszahl 57 bis 71) sind alle Metalle und in ihren Eigenschaften sehr ähnlich, was sich aus ihrem vergleichbaren Atomaufbau ableitet. Von Cerium bis Lutetium werden die 4f-Unterschalen mit Elektronen aufgefüllt. Die bevorzugte Wertigkeitsstufe ist die III (chemisch), wie bei Lanthanum. Sie werden auch als Metalle der seltenen Erden bezeichnet, was jedoch eine irreführende Bezeichnung ist, weil die seltenen Erden teilweise häufiger in der Erdkruste vorkommen als bekanntere Metalle wie z. B. Blei. Sie werden in der Natur nicht alleine gefunden. Ihr Thema ist es, sich selbst und die Welt durch geistige Kraft, und zwar durch eine übermenschliche geistige Kraft, zu kontrollieren und zu steuern.

Actiniden

Actiniden sind die Elemente mit der Ordnungszahl 89 bis 103, wobei die Elemente ab der Ordnungszahl 93 künstlich durch Kernspaltung gewonnen werden. Sie sind alle strahlende Elemente. Die nicht-künstlichen sind Actinium, Thorium, Protactinium und Uran. Plutonium entsteht durch Beschuss aus Uran (in Spuren auch natürlich) und wurde nach dem Planeten Pluto benannt, damit aber auch nach dem römischen Gott der Unterwelt.

Alle Elemente dieser Serie ähneln in ihren Eigenschaften Actinium. Der Hauptvertreter der Gruppe ist Uran. Worte der Vitalempfindung: Schwer – leicht, schwach, machtlos – mächtig, hoch energetisch – erschöpft, Kontrolle, bersten, explodieren, zerreißen, Blut, schwarz, groß, frei.

***Urannitricum**:* Im Inneren existiert das Wissen über richtig und falsch sowie ein konstanter Konflikt zu der Frage: Was will ich für mich selbst, und welche immense Verantwortung habe ich gegenüber der Gesellschaft/den anderen? Es geht um die immense Kraft reiner Energie, einer Energie jenseits der Kontrolle des Menschen, es geht um etwas, das das menschliche Fassungsvermögen übersteigt. Er ist der Beste, top of the world; nichts kann seinen Weg stören. Nichts kann ihn berühren und besiegen. Es ist ein Gefühl von Stolz und Ego: ›Ich kann Dich erschaffen und zerstören. Wenn ich meine Kontrolle über diese Kraft verliere, dann entsteht eine Zerstörung durch Explosion.‹ Deswegen muss die explosive Kraft begrenzt werden. Maschine ersetzen die Menschen. Worte der *Vitalempfindung*: **bersten, tiefes Schwarz, Schwere, Träume von heilbare und unheilbaren Krankheiten, losgelöst von mir, loslassen, Gefühl von Freiheit, begrenzt, Druck, begrenzt wie ein Vulkan, Schuld, Rastlosigkeit, Schwellung,** Gefühl, die **gespannte Haut reißt** auseinander.

***Plutonium**:* Auf der einen Seite befindet sich der Kitzel der Macht, der Kraft, des Lichtes und des Feuers, die, wenn sie entfesselt werden, uns in ehrfürchtigen Schrecken versetzen und uns erblinden lassen, und auf der anderen Seite sind die Voraussetzungen für diese Kraftfreisetzung noch nicht völlig geschaffen.

Die Stadien

Von **Stadium 1 bis Stadium 10** geht es um den **Aufbau und Erwerb von Struktur und Fähigkeiten**, um die gegebenen Aufgaben zu bewältigen, und von **Stadium 10 bis Stadium 18** geht es um die **Bewahrung der vorhandenen Struktur**, die – je weiter man sich nach rechts bewegt - bröckelt, so dass die Angst um den Verlust der Struktur zunimmt. Mit der Angst um den Verlust der Struktur geht auch das **Gefühl** einher, **überflüssig** und **nutzlos** zu sein, das von Stadium 11 bis Stadium 18 zunimmt. Das ist ein sehr charakteristisches Gefühl für die **rechte Seite des Periodensystems**. Im Hinblick auf die Persönlichkeitsentwicklung kann man sagen, dass es von **Stadium 1 bis Stadium 10** um die **Entwicklung des Ichs** geht. Das Maß an Ich, das jemand hat, spiegelt wider, in welchem Ausmaß eine Person entwickelt ist. Die Entwicklung des Ichs nimmt nicht nur innerhalb einer Periode von rechts nach links, sondern auch mit steigender Periodenzahl bzw. analog zum steigendem Atomgewicht zu.

Stadium 1: Die Struktur hat noch nicht angefangen, sich zu bilden. Er ist völlig von jemand abhängig und erlebt dessen Struktur als seine eigene.

Stadium 2: Es existiert mittlerweile eine provisorische Struktur wie ein Zelt, das seinem Zweck allerdings nur so lange dient, wie die Bedingungen optimal sind. Sobald sich die Umstände etwas zum Ungünstigen verändern, muss er sofort eine dauerhafte Unterstützung suchen, an die er sich anlehnen kann. Jemand in diesem Stadium versucht erste Schritte alleine zu gehen, allerdings in dem festen Gefühl, dass er auf denjenigen, der seine Stütze darstellt, im Hintergrund immer zurückgreifen kann – wie ein Kind, das erstmals nach Entfernen der Stützräder selber mit einem Fahrrad zu fahren versucht und sich aber vorher umdreht, ob der Vater oder die Mutter sich auch in erreichbarer Nähe aufhalten.

Stadium 3: Er will seine eigene Struktur, aber er zweifelt seine Fähigkeit dazu an und ist sich unsicher, welche Art der Struktur für ihn die richtige ist. Für alle Elemente des Stadiums 3 ist das **Schwanken** zwischen **Ja** und **Nein** charakteristisch.

Stadium 4: Er beginnt seine eigene Struktur zu bilden, aber er stellt sie nicht fertig. Er legt sich einen Plan für seine Struktur zurecht und legt damit die Grundlage für sie.

Stadium 5: Die Struktur ist zwar mittlerweile fertig gestellt, aber er schiebt es noch hinaus, sich in dieser Struktur einen Platz einzurichten, weil er daran zweifelt, ob er ihr trauen und sich auf sie verlassen kann.

Stadium 6: Er hat das Gefühl, dass die Struktur noch nicht völlig geprüft ist, gleichzeitig fühlt er aber die Herausforderung, sich in dieser Struktur einzurichten, d. h. die Qualität des Zweifelns ist bereits ein Stück weiter zugunsten und in Richtung auf die Annahme der Struktur verschoben. Der Zweifel verleiht lediglich dem Gefühl Ausdruck, dass seine Struktur noch nicht so vollständig ist, wie es erforderlich wäre. Deswegen muss er testen, ob bzw. dass seine Struktur stabil ist.

Stadium 7: Er entwickelt das Gefühl, dass seine Struktur für normale Bedingungen angemessen ist, dass sie aber noch einer Anpassung und Unterstützung für Extrembedingungen bedarf. Die Struktur bedarf einer Verstärkung, und er benötigt jemand, der ihm Mut macht, seinen Fähigkeiten zu vertrauen. Die Struktur wird daher in diesem Stadium einer Verfeinerung und Verbesserung unterzogen.

Stadium 8: Jetzt ist die Struktur so weit etabliert, dass er alleine existenzfähig ist und Belastungen trotzen kann. Die Struktur hat jetzt ihre höchste Dichte und Intensität erreicht.

Stadium 9: Die Struktur ist hoch entwickelt und nahezu perfekt. Es schleicht sich jedoch der Zweifel ein, ob sie auch wirklich perfekt ist: ›Was passiert mit meiner Struktur, wenn ich einen Fehler mache? Was passiert, wenn ich nicht erfolgreich bin? Ich bin in der Lage, ohne die Hilfe von anderen Dinge zu tun, aber mich irritieren Selbstzweifel.‹

Stadium 10: Die Struktur ist komplett; es ist eine aristokratische, vornehme Struktur. Es geht darum, diese adlige Struktur stets aufrecht zu erhalten. Auf der Ebene der Persönlichkeitsentwicklung ist der höchste Punkt der Ich-Entwicklung erreicht.

Stadium 11: Es hat sich erwiesen, dass die Struktur komplett ist und aus sich heraus Bestand hat. Aber wird sie auch widrigen Umständen gegenüber standhalten? Er nimmt einen Druck wahr, den eigenen Level von Vornehmheit aufrecht zu erhalten.

Stadium 12: Die Struktur ist komplett, aber er nimmt einen permanenten Angriff auf seine Struktur wahr. Deswegen ist er ständig damit beschäftigt, seine Struktur gegen Angriffe von außen zu verteidigen. Die Intensität und Menge an Druck, die eine Person aushalten bzw. widerstehen kann, spiegelt den Druck auf den er eingestellt ist, bzw. den er auch ausüben kann.

Jayesh Shah hat das Thema des Drucks immer wieder bei folgenden Mitteln gefunden (Stadien 8 – 12): 4. Periode: Fe – Zn, 5. Periode: Ru – Ca, 6. Periode: Os – Hg (›Hoch-Druck-Zone‹, s. u. im Periodensystem 9. Der Druck infolge eines möglichen Versagens steigt mit zunehmendem Atomgewicht. Diese Art von Druck liefert die Rahmenbedingungen zum Verständnis dafür, unter welchem Druck sich eine gegebene Person befindet, bzw. erlebt.

Stadium 13: Die Struktur ist noch immer existent, aber sie dient nicht mehr ihrem Zweck. Sie ist überflüssig.

Stadium 14: Die Struktur bröckelt, weil der Patient zu schwach ist, sie zu erhalten. Daher ist er der steten Bedrohung ihrer Zerstörung ausgesetzt.

Stadium 15: Die Struktur wird ausgehöhlt und untergraben, sie fällt in Stücken auseinander. Daher kann ihre Integrität nicht aufrecht erhalten werden. Er hat das Gefühl, als würden Stücke aus seiner Struktur entwendet.

Stadium 16: Die Struktur ist dabei zu zerfallen, so als würde ihm die ganze Energie schwinden und als wäre er nicht mehr in der Lage, irgendeine Arbeit auszuführen, und als wäre er nicht einmal mehr in der Lage, Sex zu haben.

Stadium 17: Die Struktur löst sich auf und zerbröckelt.

Stadium 18: Die Struktur ist völlig aufgelöst und steht nicht mehr zur Debatte. Es ist das Gefühl einer kompletten Leere nach einer Zerstörung bzw. vor der Errichtung einer neuen Struktur.

Sonstiges

Metalle	haben Probleme mit ihrer Rolle Leistungen zu erbringen bzw. Aufgaben durchzuführen und zu verteidigen. Rajan Sankaran hält die Metalle Mangan, Ferrum, Cobalt, Nicculum, Cuprum und Zincum der 4. Periode für mehr mit Verteidigung als mit der Art und Weise der Durchführung von Aufgaben befasst, während er die Elemente Rhodium, Palladium, Argentum, Cadmium und Indium mehr mit der Art und Weise der Durchführung ihrer Aufgaben als mit Verteidigung für befasst hält. Die Elemente Osmium, Iridium, Platin, Aurum, Mercurius und Thallium der 6. Periode haben die intensivsten Ausprägungen beider Themen: Verteidigung und Durchführung von Aufgaben.
Kationen	Das allgemeine Thema ist das Bedürfnis nach Beziehung.
Anionen	Das Hauptthema bezieht sich auf die Anstrengungen, Beziehungen aufrecht zu erhalten.
Salze	Die Salze repräsentieren die Vereinigung von zwei Qualitäten, nämlich dem Bedürfnis der Kationen nach Beziehung und dem Bedürfnis der Anionen, die Beziehung aufrecht zu erhalten. Allerdings können sie manchmal auch eine Beziehung zurückweisen. (Nat-m)
Säuren	Das Hauptthema der Säuren ist Kampf bzw. einer Anstrengung, worauf ein Zusammenbruch folgt. Die Säure eines bestimmten Elementes repräsentiert eine konstante Bemühung in der Situation, in der sich das betreffende Element befindet. Zum Beispiel bezieht sich bei Acidum phosphoricum die Anstrengung auf die Sorge um andere und die Sympathie für andere. Das Hauptgefühl von Phosphor ist, dass er keine Liebe und Aufmerksamkeit erhält.

Das Periodensystem

	1	2	3	4	5	6	7	8	9	10	11	12	13	14	15	16	17	18
1.	H																	He
2.	Li	Be	B							C					N	O	F	Ne
3.	Na	Mg	Al							Si					P	S	Cl	Ar
4.	K	Ca	Sc	Ti	V	Cr	Mn	Fe	Co	Ni	Cu	Zn	Ga	Ge	As	Se	Br	Kr
5.	Rb	Sr	Y	Zr	Nb	Mo	Tc	Ru	Rh	Pd	Ag	Cd	In	Sn	Sb	Te	I	Xe
	Lanthaniden		La	Ce	Pr	Nd	Pm	Sm	Eu	Gd	Tb	Dy	Ho	Er	Tm	Yb	Lu	
6.	Cs	Ba	↑ (La - Lu)	Hf	Ta	W	Re	Os	Ir	Pt	Au	Hg	Ti	Pb	Bi	Po	At	Rn
7.	Fr	Ra	(Ac - Lr) ↓															
	Actiniden		Ac	Th	Pa	U	Np	Pu	Am	Cm	Bk	Cf	Es	Fm	Md	No	Lr	

Periodensystem, modifiziert – © Dr.J.Faust

Nichtmetalle

Metalle

Metalle

Elemente teils metallisch, teils nichtmetallisch

Nebengruppenelemente

Hoch-Druck-Zone
n. Jayesh Shah

Schrift:

schwarz - festes Element

rot - gasförmig

blau - flüssig

weiß - künstliche Elemente, zerfallend

grün - natürliche Elemente, zerfallend

Glossar

Alert Words	Signalworte - Worte, die auf die Viatlempfindung hinweisen.
Anthropomorph	Unter Anthropomorphismus wird verstanden, dass anderen Wesen (Tieren, Gottheiten), Kräften (Naturgewalten) sowie unbelebten Strukturen menschliche Eigenschaften zugesprochen werden. Im Unterschied zu den *Vitalempfindungen* im Pflanzen- und Tierreich wohnt der Perzeption des Periodensystems unter dem Blickwinkel der menschlichen Entwicklung das Manko inne, dass die *Vitalempfindungen* nicht allgemeingültige Bezeichnungen enthalten, sondern eher menschentypische. Da dies mit dem Charakteristikum *non human specific* der *Vitalempfindung* kollidiert, entwickelte Andreas Holling mit seinen ›Dimensionen des Periodensystems‹ ein Konzept, beim dem auch für die *Vitalempfindung* im Mineralreich das Kriterium *non human specific* eingehalten wird.
Ausgangssubstanz	Die Substanz, aus der ein homöopathisches Arzneimittel hergestellt wird. Sankaran hat diesen Begriff mit ›Source‹, was soviel wie Quelle bedeutet, aus der die Substanz kommt und auch die Energie dieser Substanz ›sprudelt‹.
Bypass	Bypass wird übersetzt mit Umgehungsstraße oder – weg. Im Zusammenhang mit der Anamneseerhebung nach der Sankaran-Methode ist mit Bypass gemeint, dass der Patient zu etwas anderem als seiner Hauptbeschwerde befragt wird, um die für sein Simillimum charaktieristische Vitalempfindung zu ermitteln.
Case-taking	Fallaufnahme, Anamnese
Delusion	Delusion wird oft mit Wahnidee übersetzt. Darunter versteht Sankaran, der diesen Terminus in die Homöopathie eingeführt hat, eine fixierte und fehlerhafte Wahrnehmung der Wirklichkeit, selbst wenn die auslösende Situation längst überwunden ist. Delusions sind in der Regel Gefühlskomplexe und nicht einzelne Gefühle, die aus dem ›kollektiven Unbewussten‹ (C. G. Jung) gespeist werden. Sie nehmen daher die Form komplexer Bilder an, die unabhängig der Grenzen von Rasse, Religion, Kultur, Hautfarbe und Zeit verstanden werden und ihre Gültigkeit behalten.
Emotion	Emotion wird auch übersetzt mit Gefühl. Damit ist die menschenspezifische, individuelle Reaktion auf ein Ereignis gemeint.
Follow-up	Follow-up ist die Folgekonsultation in einem sinnvollen Abstand nach einer Mitteleinnahme zur Ermittlung und Beurteilung der Reaktion des Patienten auf dieses Mittel.

hand gesture, Handgeste, (HG)	Damit ist die Geste gemeint, die meistens, aber nicht ausschließlich unwillkürlich mit der Hand gemacht wird, weil sich in ihr die Energie (Ebene 6) bzw. das Energiemuster der Ausgangssubstanz des homöopathischen Heilmittels mitteilt.
human specific, Menschen-spezifisch	Die Art und Weise, mit der ein Patient auf eine Situation oder ein Erlebnis reagiert, ist typisch für Menschen. Bei diesen Reaktionen handelt es sich um Gefühle und Gefühlskomplexe (die sich ihrerseits in Form von Träumen und Wahnideen äußern können.)
Imponderabilie	Bei den Imponderabilien handelt es sich um eine Gruppe homöopathischer Mittel, die dadurch gekennzeichnet sind, dass ihre Ausgangssubstanzen sich nicht mittels Gewichtangaben klassifizieren lassen. Sie sind eben unwägbar, d.h. imponderabel. Zu den Imponderabilien gehören: Sonne, Mond, Magnet, Elektrizität, Laser, Infrarotlicht, ultraviolettes Licht, Gammastrahlen, Röntgenstrahlen, Radio
Kingdom, Naturreich	Mit der Bezeichnung ›kingdom‹ werden die unterschiedlichen Naturreiche bzw. Substanzklassen bezeichnet, zu denen die Ausgangssubstanzen homöopathischer Mittel zusammengefasst werden können. Es werden die Naturreiche Mineralreich (Elemente des Periodensystems sowie durch sie gebildete Salz- bzw. komplexe Verbindungen), das Pflanzenreich und das Tierreich unterschieden. Innerhalb von Pflanzen- und Tierreich erfolgt eine Untergliederung nach den Ordnungskategorien: Abteilung/Stamm – Klasse – Unterklasse – Ordnung – Unterordnung – Familie – Art.
Kompensation	Kompensation wird im Zusammenhang mit der Anamnese gebraucht in der Wendung ›Bereiche minderer Kompensation‹: Damit sind Träume, Freizeitaktivitäten, biographische Aspekte des Klienten, Ärger und Ängste gemeint, d. h. Bereiche, die dem kontrollierenden bzw. steuernden Zugriff des Bewusstseins des Patienten entzogen sind. In Bereichen minderer Kompensation zeigt sich daher eher das Wesen des Patienten, während er in dem, wie er sich darstellt – je nach eigener Identifikation – das Bild, das er von sich gibt, entsprechend den Vorstellungen, die er von sich hat, mehr oder weniger beeinflussen wird.
levels of energy/ levels of experience	›Levels of energy‹ übersetzt man zutreffend mit Energieebenen. Damit ist im Rahmen der Sankaran-Methode das von ihm entwickelte Konzept der Energieebenen zu verstehen. Dieses zunächst philosophische Konzept bietet ein Erklärungsmodell für die Lücke zwischen der eine Krankheit eigentlich auslösenden, aber nicht wahrnehmbaren Störung der Lebenskraft und den durch sie hervorgebrachten und als Krankheit wahrgenommenen Symptomen. Die Energieebenen unterscheiden sich hinsichtlich der Art und Weise, auf welche sich Menschen wahrnehmen und ausdrücken. Denn jede Energieebene hat eine ihr spezifische Art und Weise, wie in ihr die Energie erfahren wird.

Miasma	Der Begriff ›*Miasma*‹ hat bei Sankaran eine ganz spezielle Bedeutung, und zwar bezeichnet er damit eine Bewältigungsstrategie: Wie geht der Patient mit seiner Krankheit resp. seiner Beschwerde um? Dabei reflektiert der Begriff ›*Miasma*‹ sowohl die Intensität, mit der jemand etwas wahrnimmt, oder die Tiefe seiner Erfahrung als auch das begleitende Maß an Hoffnung resp. Hoffnungslosigkeit und Isolation. Dabei ist festzuhalten dass eine gegebene Krankheit nicht notwendigerweise auf das ›*Miasma*‹ des betroffenen Patienten hinweist. (Beispiel: Wenn jemand wegen Warzen in Behandlung kommt, bedeutet das nicht, dass sein ›*Miasma*‹ die Sykose ist.) Im Unterschied zur *Vitalempfindung* kann das ›*Miasma*‹ auf jeder Ebene wahrgenommen werden, und es wird im Regelfall nicht von einer Geste begleitet. Sankaran unterscheidet 10 Miasmen, die in Kapitel 3 meines Buches vorgestellt und gegeneinander abgegrenzt werden.
Mind	Geist, Gemüt
Name	Auf der 1. Ebene der Erfahrung wird ein Phänomen durch einen Namen bezeichnet. s. level of experience
Facts	Die 2. Ebene der Erfahrung ist dadurch charakterisiert, dass das Objekt, was zunächst mit einem Namen bezeichnet wurde, durch ergänzende Information, und zwar in Form von Tatsachen und Fakten, eine weitergehende Charakterisierung erfährt. s. level of experience
nature	Natur
non human specific nicht-Menschen-spezifisch	Sankaran verwendet die Bezeichnung ›*non human specific*‹ für eine Erlebnis- und Ausdrucksweise, die dadurch gekennzeichnet ist, dass sie nicht spezifisch oder typisch für Menschen ist, sondern wie eben die *Vitalempfindung* in Ebene 5 auch das Energiemuster der Ausgangssubstanz spiegelt.
Nosode	Homöopathische Arzneimittel, die aus Krankheitsprodukten oder krankhaften Geweben hergestellt sind.
Performance	Leistung, Aufführung, Auftritt
Polarität	Polarität ist ein grundsätzliches Phänomen des Lebens, das sich in der lapidaren Weisheit spiegelt, dass eine Medaille zwei Seiten hat. Andererseits wird eine Medaille erst durch ihre zwei Seiten definiert. Bönninghausen hatte das aufgegriffen, indem er Symptome als polare Symptome bezeichnete. Ebenso wie eine Linie nur durch zwei Punkte festgelegt wird, kann die *Vitalempfindung* erst durch die Polarität der sich charakterisierenden Eigenschaften sicher ermittelt werden. Das gegensätzliche Eigenschaftspaar kennzeichnet die jeweilige *Vitalempfindung*.
Quelle	s. *source*
Ringworm	Ringworm ist der Name eines der zehn Miasmen, die Sankaran unterscheidet. Im Deutschen kann es gut mit Ringelflechte übersetzt werden. Dabei handelt es sich um eine ekzematöse Hautveränderung, die im Regelfall in der Intensität ihrer Manifestation schwankt, jedoch nicht von selbst verschwindet und durch einen gewissen Juckreiz gekennzeichnet ist (z. B. Mykose).
Signalworte	Worte, die auf die Vitalempfindung hinweisen.

source, Quelle	Source wird mit Quelle übersetzt. Im Zusammenhang mit der Sankaran-Methode ist mit Quelle die Ausgangssubstanz gemeint, aus der ein homöopathisches Heilmittel hergestellt wird, s. *Ausgangssubstanz*.
source-words	Source-Words sind Worte, die die Ausgangssubstanz charakterisieren, d.h. sie tragen auch Elemente der sie kennzeichnenden Vitalempfindung.
tuberkulinisch	Dieses Adjektiv kennzeichnet eines der von Sankaran beschriebenen zehn Miasmen. Zur weiteren Beschreibung s. Kapitel 3 des Buches.
vital sensation, Vitalempfindung	Die *Vital Sensation* wird im Deutschen am besten übersetzt mit *Vitalempfindung*. Die *Vitalempfindung* ist die Schnittstelle zwischen dem Energiemuster der Ausgangssubstanz des homöopathischen Heilmittels einerseits, den Geist- und Gemütssymptomen sowie den physischen Symptomen des Patienten andererseits. Denn als Schnittstelle zwischen Geist und Seele, Körper und Ausgangssubstanz reflektiert die Vitalempfindung sowohl die Energie der Ausgangssubstanz, die ein Patient als Heilmittel benötigt, als auch die seelische und körperliche Empfindung, die die Verstimmung der Lebenskraft bei ihm auslöst. Eine Substanz kann deswegen das homöopathischen Heilmittel für einen Patienten werden, weil zwischen ihrem Energiemuster und dem der Geist- und Gemütssymptome sowie der physischen Symptome Überschneidungen bestehen. Die Vitalempfindung ist das Ergebnis, das dadurch entsteht, dass das Energiemuster der Ausgangssubstanz auf Ebene 5 durch den Filter der individuellen Wahrnehmung gegangen ist. Eine Vitalempfindung kann aber nur wahrgenommen werden, wenn eine Krankheit, d.h. eine Störung der Lebenskraft vorliegt. Somit zeigt sich mit ihr auf der Ebene 5 die Somatisierung der gestörten Lebenskraft. Jede Anamnese, die nach der Sankaran-Methode erhoben wird, muss so angelegt werden, dass man die Ebene 5 erreicht, weil sich nur dort die Vitalempfindung ermitteln lässt, anhand derer eine Zuordnung zu den Reichen und Unterreichen sowie eine Ermittlung der Ausgangssubstanz möglich wird.

Quellenangaben:

1	Sankaran, Rajan	The Spirit of Homoeopathy	Homoeopathic Medical Publishers	Mumbai	2nd ed., 1992
2	Sankaran, Rajan	The Substance of Homoeopathy	Homoeopathic Medical Publishers	Mumbai	1st ed., 1994
3	Sankaran, Rajan	The Soul of Remedies	Homoeopathic Medical Publishers	Mumbai	1st ed., 1997
4	Sankaran, Rajan	An Insight into Plants, Vol. I + II + III	Homoeopathic Medical Publishers	Mumbai	1st ed., 2002 u. 2007
5	Sankaran, Rajan	The Sensation in Homoeopathy	Homoeopathic Medical Publishers	Mumbai	1st ed., 2004
6	Sankaran, Rajan	Sensation Refined	Homoeopathic Medical Publishers	Mumbai	1st ed., 2007
7	Shah, Jayesh	Into the Periodic Table, The Second Series	Schröder Burmeister Verlag	Hamburg	1st ed., 2005
8	Goa Seminar Skript			Goa	2006
9	Chhabra, Divya	Vorträge Goa 2006	Ausführungen zur 6. und 7. Periode	Goa	2006
10	Holling, Andreas	Dimensionen des Periodensystems	(www.homeomedia.de/downloads/materials/c4ec93d30423ddf9363e0feab089d37.pdf)	Münster	2006
11	Bhawisha und Shachindra Joshi	Seminar-Handout: Nosoden und Imponderabilien		Mannheim	Mai 2007
12	Menzel, Peter	Chemie	Ernst Klett Schulbuchverlag	Stuttgart	1991

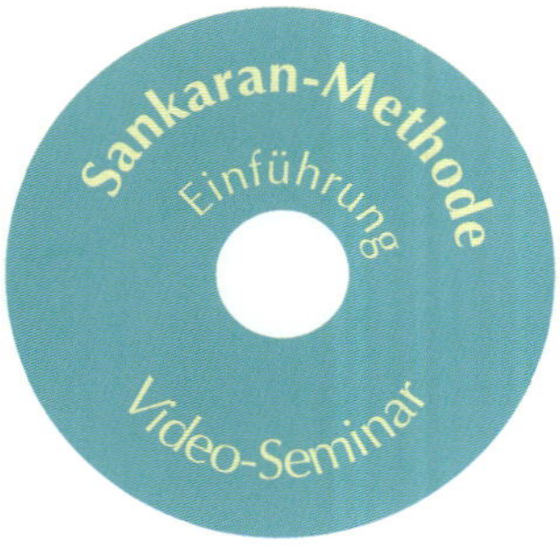

Vorankündigung

Video-Seminar – Einführung in die Sankaran-Methode von Doris Weidemann

Video-Mitschnitt eines kompletten Einführungsseminars.

Das Seminar korrespondiert mit dem vorliegenden Buch und erweitert es um den lebendigen, spontanen und interaktiven Teil, so als wären Sie selbst Teilnehmer gewesen.

Erscheint im Lauf des Jahres 2008.

Länge, Umfang und Preis des Video-Seminars stehen noch nicht fest.

Sie können dieses Video-Seminar bestellen oder sich dafür vormerken lassen.

Alle Besteller erhalten mit diesem Gutschein-Code 15 % Rabatt:
VS 150208

Es gibt folgende Wege:
• Kopieren Sie diese Seite und schicken Sie sie per Fax (0 82 33) 84 99 40 oder per Post an unten stehende Adresse.
• per e-mail: info@faustverlag.de oder über die Web-Site www.faustverlag.de

Geben Sie bei der Vormerkung Ihre Kontaktdaten, Tel/Fax/mail/Adresse an.
Gutschein-Code VS 150208 nicht vergessen.

Vorbestellung ohne Risiko!

Sobald ein Erscheinungstermin abzusehen ist, werden Sie benachrichtigt und können sich dann für einen Kauf entscheiden oder nicht.

Faust-Verlag

Friedberger Straße 73 · 86161 Augsburg · Deutschland
Tel. (08 21) 55 50 61 · Fax (0 82 33) 84 99 40
info@faustverlag.de · www.faustverlag.de